『山西省中医药传统知识保护数据库』项目

『中医名家临证实录』丛书

圆机活法——

习醫十五年心悟

田耿 著

山西出版传媒集团 山西科学技术出版社

U0233022

图书在版编目（CIP）数据

圆机活法：习医十五年心悟 / 田耿著 . — 太原：
山西科学技术出版社，2019.10
ISBN 978-7-5377-5948-9

Ⅰ.①圆… Ⅱ.①田… Ⅲ.①中医临床—经验—中国
—现代 Ⅳ.① R249.7

中国版本图书馆 CIP 数据核字（2019）第 219273 号

圆机活法——习医十五年心悟
YUANJI HUOFA——XIYI SHIWUNIAN XINWU

出　版　人：赵建伟

编　　　者：田　耿

策 划 编 辑：宋　伟

责 任 编 辑：翟　昕

封 面 设 计：杨宇光

出 版 发 行：山西出版传媒集团·山西科学技术出版社

　　　　　　太原市建设南路 21 号　邮编：030012

编辑部电话：0351-4922078

发 行 电 话：0351-4922121

经　　　销：全国新华书店

印　　　刷：山西新华印业有限公司

邮　　　箱：*shanxikeji@qq.com*

开　　　本：787 毫米 ×1092 毫米　1/16　印张：12.5

字　　　数：160 千字

版　　　次：2019 年 10 月第 1 版　2019 年 10 月第 1 次印刷

书　　　号：ISBN 978-7-5377-5948-9

定　　　价：39.00 元

本社常年法律顾问：王葆柯

如发现印、装质量问题，影响阅读，请与发行部联系调换。

自　序

我小时候的梦想是成为一名小说家，并于很早的时候开始构思和创作奇幻、武侠作品，多次幻想出书，但我没有想到的是我出的第一本书竟然是医学类书。杨德煜老师说过，如果他可以活到 80 岁，那么他会用前 75 年的时间去阅读，只用最后 5 年的时间写些东西。我很赞同杨老师的观点，因此如今我出书，绝非是自觉造诣颇高。

我学医的过程谈不上艰辛，但可以说不易。比之古人，生活在现代的我们可以饱览曾经秘而不传的古籍名著，可以随意购买医科院校的正版教材，还有名医大家们的经验集、线上线下的论坛和讲座……只要想学，机会无处不在。但我有本职工作在身，在完成工作的情况下，学好这门博大精深的学科何其不易。尤其是在这样一个充满诱惑的、浮躁的环境下，能够守静笃、研古籍，这是我引以为豪的事。本书原想取名"弱冠医话"，意为我二十多岁时对传统医学的见解和心得，是这一阶段的记录和缩影。

我常将我学医的过程比作结网或结庐，学习任何学科都是如此，从无到有，从点到面。亦像我对北京市区地理的认知，我先熟悉的是我所居住的劲松和我曾求学的崇文门，然后随着工作和社交，逐渐扩展到东边的四惠和青年路、南边的方庄和马家堡、西边的人大、北边的望京，形成现在脑海里的交通网。今日看完了书上的外感时行病证一章，明日出差，用电脑看另一本电子版的皮肤病章节，后天收到一本名老中医妇科医案，向先生学习如何治疗月经病，大后天在路边淘到一本旧书，看近代医家如何论治痘疮。在逐日的学习和积累之下，我开始对阴阳、表里、寒热、虚实有了大体的认识，传统医学这张大网开始在我脑海中逐渐成形。《黄帝内经》《伤寒论》《金匮要略》《温病条辨》是中医的四大经典，《黄帝内经》和《伤寒论》我看的是郭仲夫、刘渡舟所整理的那套版本，后经刘老之女刘燕华医师推荐，又读了刘老的《伤寒论十四讲》。我看的《金匮要略》是我去南京的时候买的南京中医药大学整理的版本，书中详列历代医家注释。温病方面则是某天听朋友说谷晓红教授看病看得好，便读了她的《温病纵横谈》。这些书风格各不相同，但通读下来，也算凑齐了结庐所需的木材。

我还喜欢读名老中医医案，如《钟一棠医疗精华》记载了很多教训供后学引以为戒，《祝谌予经验集》《王琦方药应用31论》理法结合、深入浅出，《裴永清医案医话》的内容堪称教材式的行文……也正是从那时起，我开始在我的微信公众号"有点靠谱的中医"上发表文章。

如今创作这本《习医十五年心悟》，多取自我公众号上的内容，因创作时间不同，故行文风格多有差别，有的偏重于个案分析，有的偏重于该类疾病的论治。另外细心的朋友会发现，很多病症我在医话部分将不同证型和治法写得清清楚楚，但案例中的方子却是另外一套。须知中医最讲求灵活，是以一人一方。同一种病，证型不一样，方子也就不一样，另外还需要考虑到病人的兼证、年龄、生活环境、当下时节等因素。中医流传两千余年，门派众多，临证时又存乎一心。金庸先生在《倚天屠龙记》中写胡青牛论治截心掌伤，说"当从'紫宫''中冲''关元''天池'四穴着手，御阴阳五行之变，视寒、暑、燥、湿、风五候，应伤者喜、怒、忧、思、恐五情下药"。金庸先生是懂中医的，他解释道："中国医道变化多端，并无定规。同一病症，医者常视寒暑、昼夜、剥复、盈虚、始终、动静、男女、大小、内外……诸般牵连而定医疗之法。"很多写在前面的方子也是因为情况特殊才收录于此作为特例，绝非意为推而广之。我早期写文章时，习惯于将每一味药的剂量都写得很清楚，以便求证方家，但后来发现很多朋友看到自己也有类似的病，就照方抓药，这是大大的不妥。此番编著，为了统一格式，我已将案例部分的药材剂量补齐，但医话详解部分大多只说到基础方剂名称，除部分经验方外，不细化到克数，此绝非藏私，而是恐误人矣。

本书大部分内容写得相对专业，以求印证方家，亦可在专业人士的指导下作为普及中医文化的读物，但绝不作为处方依据。其中代茶饮和中成药属非处方药的使用相对安全，广大的读者朋友们可以酌情使用，但涉及方剂的部分一定要在专业人士的指导之下使用，不可儿戏。我少年时读《方剂学》《中药学》，后因考学而中断，大学时选修经络和西医基础，投名师，访高友，前后十余载，然未经系统学习考核，尚无处方行医之权，文中"处方"云云，不过是给诸位前来问询之亲友提供一想法，如今为方便交流，又仿诸贤之作，将前后情况写作"医案"形式，然真正用药，还须请执业医师斟酌抄方，所以读者朋友们断不可仅凭书中或其他途径获取的片段知识自行处方，切记切记。且本人年纪尚轻、水平有限，所作难免局限浅薄、疏漏谬误，如蒙批评指正，必感之如师资之恩。

田　耿

2018 年 5 月 10 日

于北京

感谢郭博信老师及沈晓洲女士对本书出版的支持。

自序

校对:

董丽丹（北京中医药大学博士后，师从国医大师王琦教授）

于大远（北京中医药大学博士，师从北京中医药大学中医外科学系副主任刘仍海教授）

秦月华（北京中医药大学硕士，师从国医大师王琦教授）

李波男（湖南中医药大学硕士，师从全国名老中医药专家谭新华教授）

李景祥（山东中医药大学硕士，师从山东省名老中医尤可主任、王兴臣主任）

金悦婷（天津中医药大学本科在读）

审阅:

李祥舒（全国基层名老中医药专家传承工作室专家）

审阅老师简介:

李祥舒，主任医师，北京市怀柔区中医医院前院长，全国基层名老中医药专家传承工作室专家，北京中医医院、北京同仁堂中医医院特聘专家，北京中医药大学名誉教授。从医近50年，先后参加国家"七五""八五""九五"重点攻关课题，被评为有突出贡献的专家，享受国务院特殊津贴。

李祥舒老师是怀柔区中医医院的元老，医院刚组建时没有病房，老师创造条件收拾出2间平房收治病人。她以身作则、率先垂范，结合实际讲授病房管理的基本内容和要求，讲授病历、病程日志书写的格式、内容和基本要求，并书写标准病历样本供同志们参考。

经过努力，医院虽然有了一定的规模，但是没有突出的中医专科，发展必将受到限制。因此，李祥舒老师结合本地区特点，将中风病的预防、治疗、护理、抢救、康复等中医诊疗手段作为重点研究课题，亲自担任学科带头人，逐渐制定出系统的治疗方案，效果十分显著，1997年北京市怀柔区中医医院被批准为北京市中医治疗中风病医疗中心建设单位。

老师门诊以诊治心脑血管病、肝病、肾病、脾胃病、肿瘤、不孕症、神经变性病等疑难杂症为主，此外参与抢救危急重症病人4200余次，抢救成功率93.75%，同时授课3400余学时，培养学生350余人。据学术传承人孙三峰主任讲述，老师治学严谨，学生作业写两页，她的批改回复达四页。正因有着如此严谨的工作态度，在她管理下的怀柔区中医医院迄今为止尚未发生严重的医疗差错和事故。

——以上部分内容摘自《怀柔区卫生计生委首届"突出贡献医师"——中医医院退休老院长李祥舒先进事迹介绍》

目　录

本书用药剂量为作者的临证经验，患者一定要在医生的指导下辨证应用，不可盲目照搬。

——山西科学技术出版社

感冒

袁某，女，25岁。

感冒1天，鼻流浊涕，痰黏稠。自觉发热，体温未查。微恶寒，头重如裹，咽痛，有汗，汗出热不解。苔黄腻，脉浮数。

方药：

香薷 10g　金银花 15g　连翘 15g　厚朴 6g

扁豆 15g　大豆黄卷 10g　法半夏 10g　荷叶 10g

鲜茅根 50g（自备）

3剂。

◆ 医话：

　　此时正值盛夏，患者身热而汗出不解，且苔黄、痰涕浊，因此辨证为暑湿，用新加香薷饮加减。感冒，即感受冒犯之意。普通人对感冒的理解往往是风寒感冒和风热感冒两类，惯用西药的朋友另把感冒分为普通感冒和流行性感冒两类，其实中医对感冒的分类多种多样，除了已经提到的风寒感冒、风热感冒和暑湿感冒以外，还有气虚感冒和阴虚感冒，一共五个典型证型。风寒感冒的症状是恶寒重、发热轻、头身疼痛、鼻流清涕，代表方是荆防败毒散，也可以用中成药正柴胡饮颗粒、感冒清热颗粒、通宣理肺丸等。风热感冒的症状是发热重、恶寒轻、口渴咽痛、鼻流浊涕、舌边尖红、苔薄黄、脉浮数。风热感冒的代表方是银翘散，也可以用中成药清开灵颗粒、牛黄清感胶囊、银黄口服液等。然临床中典型的风寒或风热感冒并不多见，有的是平日里饮食不节、湿热内蕴，或情志不畅、里有郁热，这两种情况下再感风寒，就形成了寒热感冒，也叫寒热错杂感冒，我们形象地称之为"寒包火"。这种情况单用风寒或者风热的药效果均不理想，医师可根据具体情况用防风通圣散加减，患者也可用紫苏和菊花代茶饮。此外，也有起初为风寒感冒，数日后鼻涕由清转浊，此为寒邪化热。

我曾发现很多艺人团队和剧组的工作人员冬天工作时会用板蓝根颗粒预防感冒，这是不对的。板蓝根经现代药理学分析，有一定的抗病毒作用，是可以预防病毒性感冒的，但它的药性是寒的，多用于治疗风热感冒，不但不能驱寒，更有可能损伤正气。如果想要驱寒，可以选择正柴胡饮颗粒，或用生姜煮水。曾任浙江中医医院副院长的魏长春先生有个自拟方，叫大豆黄卷玉屏桂枝汤，用于劳倦后冒雨受风所致邪气留恋、营卫不和，亦抄录于此：大豆黄卷 24g、生黄芪 15g、苍术 6g、防风 3g、桂枝 3g、白芍 6g、炙甘草 3g、生姜 6g、红枣 8 枚。

除了寒热以外，感冒尚有许多兼夹之证，如夹湿、夹暑、夹燥等，其中尤以暑湿感冒最为常见。暑湿感冒多发生于夏季，其特点为身热而汗出不解，并有烦渴和苔黄腻。本例病人就是典型的暑湿感冒，所以用代表方新加香薷饮治疗，方中香薷发汗解表，金银花、连翘清解暑热，厚朴、扁豆化湿和中。我于方中加入大豆黄卷解表除湿，法半夏燥湿化痰，荷叶清暑利湿。其中大豆黄卷是黑大豆的芽儿，也叫清水大豆黄卷，对暑湿和湿热所致的发热、烦闷，甚至湿痹疼痛都有很好的疗效。有的药店没有大豆黄卷，药师让用与其相近的淡豆豉替代，这是不对的。淡豆豉虽然也能解表除烦，但不能除湿，不可一概而论。法半夏温性较弱，且长于燥湿。荷叶多用于暑热诸证，是我夏天常用的一味药。另外患者家中有野生的鲜白茅根，茅根凉血止血、清热利尿，且以鲜品为佳，故让其随药同煮。患者下午 1 点首次服药，6 点时反馈诸症明显减轻，身体"轻松"很多。另外暑湿感冒也可以根据情况使用中成药藿香正气软胶囊、保济丸、十滴水等。

风寒感冒、风热感冒和暑湿感冒都属于实证感冒，另有气虚感冒和阴虚感冒两种虚证感冒。气虚感冒的特点是恶寒重、发热轻、头身疼痛、咳嗽痰白、自汗、乏力、苔白、脉浮无力。治疗气虚感冒的代表方是人参败毒散，在益气扶正的同时解表败毒。气虚感冒常见于年老体虚之人，人过半百则气阴自半、正气不足，或过度疲劳，则卫气不固，易为风邪侵袭。这类人平时可用玉屏风散或中成药玉屏风胶囊益气固表、预防感冒。但已感冒者要慎用玉屏风散，以免闭门留寇。气虚及阳，或素体阳虚之人，面色㿠白，形寒肢冷，这类人可用桂枝加附子汤，寒甚者用麻黄附子细辛汤。阴虚感冒的特点是身热、微恶风寒、口干咽燥、干咳少痰、头晕心烦、手足心热、舌红少苔、脉细数。治疗阴虚感冒的代表方是加减葳蕤汤。素体血虚或失血之后，感受风邪者，未见阴虚诸症，但面色无华，心悸头晕，可用七味葱白饮。

由此观之，感冒一症，变化甚多。以寒热感冒为例，四分寒、六分热和六分寒、四分热的用药必然不同，正虚邪陷感冒也需斟酌几分扶正、几分祛邪。若以《伤寒论》六经辨证法论治，更需明确是太阳表证、阳明里证、少阳枢证，还是已经传入三阴。"太阳之为病，脉浮，头项强痛而恶寒。""阳明之为病，胃家实是也，身热，汗自出，不恶寒反恶热也。""少阳之为病，口苦，咽干，目眩也，正邪纷争，往来寒热，休作有时，默默不欲饮食。""太阴之为病，腹满而吐，食不下，自利益甚，时腹自痛。""少阴之为病，脉微细，但欲寐也。""厥阴之为病，消渴，气上撞心，心中疼热，饥而不欲食，食则吐蛔，下之利不止。"

我还认识一些致力于用传统的五运六气理论来治疗疾病的医生，我2018年6月的时候得了次感冒，北京中医药大学的汤巧玲大夫给我开了麦冬10g、白芷10g、淡竹叶10g、桑白皮10g、炙紫菀15g、丹参10g、甘草6g、生姜10g、生石膏30g、清半夏6g。她是研究五运六气的，她说这就是运气方，我吃到第4剂便痊愈了。

所以中医治疗感冒，犹如厨师烹饪白菜、豆腐。高明的厨师可以把简单的食材烹饪成美味佳肴，高明的医师治疗普通的感冒，也往往是一剂解、两剂愈，绝非民间所说的"吃药七天好，不吃一周愈"。

附：书中部分案例使用的是免煎颗粒，不涉及先煎、后下等特殊煎法，故编书时为求格式统一，均不标注特殊煎法。各位同道参考本书之内容时，遇到需要特殊煎煮的中药，医话中若无明确要求，应按本身之特殊煎法处置，或根据实际之情况应变。

发烧

孙某某，男，25岁。

发热5天，刻下体温38.3℃。5天前因发热在某三甲医院发热门诊就诊，体温40.1℃，白细胞14.71×10⁹/1，中性粒细胞91.2%，肌肉注射复方氨基比林，静脉注射乳酸环丙沙星、头孢西丁钠，口服清开灵软胶囊、清咽滴丸。5日内体温虽有所下降，但总在38℃至39℃徘徊。余查其舌脉，舌红苔黄厚腻，脉濡数。细问之下，患者发病前1周因公应酬，过食酒肉甘肥之品，湿热内蕴，发病前半日在楼下等车，感受风寒，邪从湿化热，故此因从根本上祛湿清热。

方药：

杏仁10g　豆蔻3g　薏苡仁20g　法半夏6g

厚朴3g　通草3g　滑石10g　竹叶10g

茵陈蒿15g　黄芩10g　石菖蒲6g　藿香10g

木通3g　石膏30g　薄荷6g

3剂。

◆ 医话：

治疗发烧一症，一定要搞清楚热从何处来。本例病人从湿化热，治则为祛湿清热。我用的是三仁汤合甘露消毒丹加减，三仁汤宣畅气机、清利湿热，甘露消毒丹利湿化浊、清热解毒。因其高热不退，故令其首日每 2 小时服 1 袋（半剂），若有困意，则安心去睡，不必刻意叫醒服药，醒后继续即可。患者下午 6 点半首次服药，当日共服 2 剂。次日醒后反馈高热已退，我嘱余下 1 剂按常规早晚饭后 1 小时服完。李祥舒老师审阅本章时指出，发热病人 24 小时内确应每 4~6 小时服药一次，24~48 小时间可视情况改为每 8 小时服一次。

举凡湿热之证，当以治湿为主，湿去则热孤。倘以治热为主，药用寒凉，伤及脾胃，脾不运湿，则湿更难除。部分西医治发烧时，习惯搭配清热解毒的中成药，这就陷入了外行"治热为主"的误区。此外，本例患者发病并非因为感染，所以使用抗生素效果也不明显。

当然，发热过高，用退热药是对的，我于此方中也加入了石膏退热。我出差时常备西药对乙酰氨基酚，临时退热效果非常好，但我也会叮嘱病人体温降到 38.5℃ 以后停服此药，否则过量使用易伤肝脏。西药阿司匹林、布洛芬和贝诺酯都是常用的退热药，且各有特点，但在此不做论述。

除了从湿化热以外，还有瘀血、虚劳等也可化热，但大部分是因外感时邪发热。对于原因不明的高热，服药后 1 小时未见缓解，应立即去医院就诊。我之前会预备一些石膏颗粒或小柴胡汤加减颗粒，单味石膏往往要用到 60g，小柴胡汤要去半夏、人参、生姜、大枣，加连翘、青蒿，且重用柴胡。康守义老师说他用小柴胡汤退热，柴胡用的是野柴胡，至少要 20g，那么我用配方颗粒，就要用到 40g，连翘要用到 30g。黄煌老师的自拟退热方也重用连翘，用到 50g。甲型 H1N1 流感肆虐时，北京市调集了百余名中西医药专家展开科研攻关，其中中医药制方筛选团队的专家们结合《伤寒论》里的麻杏石甘汤和《温病条辨》里的银翘散，研制出了金花清感方，通过国际通用论证方法，证实其为治疗甲型 H1N1 流感的有效方药，一时间在北京各大医院开始应用，效果显著，我也将其作为常备的退热中药，替代了此前自拟的小柴胡方。遗憾的是，金花清感颗粒只可在北京部分医院买到，不过其他城市的朋友们可用莲花清瘟颗粒代替，此药对于热毒袭肺所致的发烧亦很有效果。由此亦可见，精研伤寒和温病对于治疗现代的流行病也很有意义。

在很多现代人的印象中，中医是调理的慢郎中，发烧这种急症一般不会考虑中医。西医的发展是近一两百年的事，我们的祖先此前无论是瘟疫还是创伤，都是用中医来治的。2002 年 SARS 病毒肆虐全球，据世界卫生组织公布的数据显示，全球共有 8422 人感染 SARS 病毒，死亡 919 人，死亡率为 11%，其中中国内地感染 5327 人，死亡 349 人，死亡率为 6.5%，低于其他国家和地区。我曾在网上看到过一份温家宝总理和吴仪副总理在这一时期的文件批复，领导们这样写道："请吴仪同志阅处。在防治非典中，要充分发挥中医的作用，实行中西医的结合。温家宝。5 月 8 日。""今天下午我已召开会议进行了部署。吴仪。5 月 8 日。"

西医治疗非典的思路是对抗，认为只要消灭了细菌、病毒、癌细胞这些"坏东西"，人就"好"了，所以用抗生素、激素进行治疗。我有个朋友说他的农村老家医生们还在大量使用安乃近，病人有个头痛脑热就给开，自己从小生病就吃安乃近，所以现在经常生病，这是十分可怕的事。中医的思路是扶正，因为人的气血阴阳偏颇了、失衡了，所以外邪才会入侵，你会发现中医这类方剂总会出现"扶正祛邪""解表通里""调和营卫""宣通清窍""使气机升降得所"这些术语，绝非只有"清热解毒"一种办法。

其实中医的历史也不过是一两千年，而人类的进化长达几十万年，所以中医尊重自然、尊重人。中医有个词叫"中病即止"，这个"中"字要读四声。我在给一些年轻体壮者治病的时候往往只治七分，剩下的留给身体"自治"。有的病要"渡河未济、击其中流"，有的则"不必尽剂"。我后面会写赵软金博士治疗癌症的神香疗法，是用香药去醒神，唤醒人体自身的军队（免疫系统）去对抗外敌。当年北京四大名医之一的汪逢春先生治肠伤寒，开的是芳香化浊、疏通气机的方子，这个药平正轻灵，如果拿去做实验的话绝对过不了关，抑制不了伤寒杆菌。但是汪先生根本不是在对抗伤寒杆菌，而是在调中扶正，结果其效如神，一时间声名鹊起。

失眠

> 王某某，男，26 岁。
>
> 多梦十余年，梦境纷纭，醒后记忆清晰，偶有惊醒、盗汗，睡前偶有烦热。长期熬夜，尤以工作后昼夜颠倒为甚，正常情况下无法在夜里一点前睡着。舌尖红、苔薄白，左手寸、关脉弦，尺脉和右手关脉沉。
>
> 方药：
>
> 黄连 9g　酸枣仁 15g　茯神 15g　龙齿 30g
>
> 远志 9g　百合 30g　紫苏 9g　夏枯草 15g
>
> 法半夏 9g
>
> 7 剂。

◆ 医话：

　　中医称失眠为不寐，病因极多，心火炽盛、心胆气虚、心肾不交、心脾两虚、肝郁化火、阴虚火旺、胃气失和、痰热内扰都会导致失眠，因此在治疗时必须辨证，只要辨证准确，即使不用安神之品，亦可治疗失眠之症，这就是从根本上解决问题。如心火炽盛用朱砂安神丸，心胆气虚用安神定志丸，心肾不交用交泰丸，心脾两虚用归脾汤，肝郁化火用丹栀逍遥散，阴虚火旺用黄连阿胶汤，胃气失和用保和丸，痰热内扰用温胆汤。李祥舒老师审阅本章时指出，使用黄连阿胶汤时，鸡子黄必不可少。《伤寒论》原文说："先煮三物，取二升，去滓，纳阿胶尽，小冷，纳鸡子黄，搅令相得。"烊化阿胶后，待煎液的温度降下来，倒入鸡子黄，搅拌均匀。

本例病人舌尖红，说明心火盛，久熬夜必定会导致肾水衰（已有盗汗），好在年纪尚轻，只要及时休养，肾气自会充盈。我处方黄连清泻心火；酸枣仁安神养心，兼以敛汗；茯神安神健脾，兼以渗湿；龙齿镇静安神；远志安神益智。我常用远志、龙齿或牡蛎治疗多梦，其中远志开心气、散郁结、交通心肾。

本例病人长期熬夜，生物时钟已定。常有人问我如果长期昼夜颠倒，已经形成习惯，是不是也行？说实话，我觉得不行。袁尚华老师曾举钱塘江大潮的例子来解释为什么不能熬夜。大海之水，朝生为潮，夕生为汐，而之所以产生潮汐，东汉思想家王充的《论衡》中解释道："涛之起也，随月升衰。"牛顿的万有引力定律也证明了潮汐的形成是由于月球的引力。试想浩渺的大海都抵不过日月的变化，更别说我们渺小的人类了。

中医追求的是天人合一，《黄帝内经》中有说："阴阳者，天地之道也，万物之纲纪，变化之父母，生杀之本始，神明之府也。""人与天地相参也，与日月相应也。""法于阴阳，和于术数，饮食有节，起居有常，不妄作劳。"所以我们还是要调节自己的生物钟，以合日月自然之变化。我另处方百合、紫苏、半夏、夏枯草燮理阴阳。甬上名医范文甫最早使用百合和紫苏治疗失眠，他说："百合朝开暮合，紫苏朝仰暮垂。"此二者最能感受天地之气。《本草纲目》中记载夏枯草"夏至后即枯，盖禀纯阳之气，得阴气则枯"。而半夏生长在夏至之后，故名半夏。《医学秘旨》中称："半夏得阴而生，夏枯草得阳而长，是阴阳配合之妙也。"我有个朋友说自己有段时间总是早醒，不管什么时候入睡，六点半左右总会醒一次。我问她有没有其他不适，她说自己一直有乳腺增生，在吃中药。我看了处方，她吃的是中成药，其中就有夏枯草片，已经吃了一个半月了。

我国古人十分重视睡觉。《射雕英雄传》中郭靖是从什么时候开始开窍的？是从遇到马钰开始开窍的。马钰教郭靖的第一件事是什么？是睡觉。郭靖"拨去积雪，横卧在大石之上"。马钰道："这样睡觉，何必要我教你？""睡觉之前，必须脑中空明澄澈，没一丝思虑。然后敛身侧卧，鼻息绵绵，魂不内荡，神不外游。"《论语》中说："（孔子）寝不尸，居不客。"睡觉不像尸体一样仰面朝天，现代医学同样认为仰面睡觉可能诱发呼吸暂停，应采取右侧卧的姿势，使心脏处于高位。寺庙里的卧佛像也都是右侧卧的，佛家称之为吉祥卧。

我治失眠常取天柱穴，此穴不是治失眠的常取穴位，临床主要用于局部疼痛，另有通鼻窍、清头目之效。清利头目我们一般取百会、四神聪，国医堂的临床特聘专家马春晖老师习惯用穴位埋线的疗法，这在百会和四神聪上无法操作，所以她取天柱穴。有几回我给几个困倦的朋友扎针，也选了天柱穴，有意思的是他们后来都跟我说自己当晚睡觉睡得很踏实，想来天柱和百会、四神聪那些调神穴一样对神经系统都有双向调节的作用吧。

每个人都有自己的取穴习惯，如北京中医医院周德安教授用的就是调神针刺法，取百会、四神聪、神庭等"神"穴；北京中医药大学杨甲三教授的调理腹神法基于腹脑学说，取腹部腧穴；付国兵教授继承并发展臧福科教授的振腹疗法，通过推拿来治疗精神类疾病；魏玉龙教授习惯在膀胱经第一侧线上取穴。

此外，还可以用丹参水泡脚，丹参既可活血，又能养血安神，上病下治，可收事半功倍之效。有浴缸的朋友也可以用百合水泡澡，这是医圣张仲景的百合洗方，北京中医药大学的学生据此制作过百合沐浴露。

我曾自拟过一个安神方，系百合 20g、紫苏叶 20g、夏枯草

40g、半夏 40g、高粱米 40g，其中半夏配高粱又是半夏秫米汤。半夏在《黄帝内经》原文中的用量是五合，有学者考证约为 60g，我一般用 40g（清半夏），未见不良反应，用量低于 20g 则效果不佳。此药 18 时、21 时各服一次。对于失眠轻症，我常嘱患者用灵芝 6g 代茶饮，效果亦佳。

笔者在此奉劝各位，如果出现失眠的症状，不要轻易使用褪黑素及其他安眠药，以免造成药物依赖或次日嗜睡。失眠顽症一定是日积月累形成的，所以治疗也需缓缓图之，不能毕其功于一役。

附：曾治失眠患者韩某某，知名编剧，工作压力大，睡前烦躁，偶有心悸、头晕，舌红，脉弦细，余辨证为阴虚火旺，可予黄连阿胶汤。因其另诉双腿易麻，我瞬间想到这是《金匮要略》中的虚劳血痹病，予酸枣仁汤、黄芪桂枝五物汤合方：炒酸枣仁 45 克、生甘草 3 克、知母 6 克、茯苓 6 克、川芎 6 克、生黄芪 9 克、生白芍 9 克、桂枝 9 克、生姜 18 克、大枣 7 克，5 剂。酸枣仁在原文中的用量是二升，有学者考证约为 224 克。笔者的个人经验表明酸枣仁汤中酸枣仁的用量低于 45 克则效果不佳。

酸枣仁汤是我的常用方之一，曾治患者杨某某，男，32 岁，主诉难睡易醒。治疗用酸枣仁汤原方：生酸枣仁 45 克（先煎）、生甘草 3 克、知母 6 克、茯苓 6 克、川芎 6 克，5 剂。二诊时患者反馈入睡时间缩短，但仍易醒，脉沉。易甘草为人参，另加麦冬 6 克，3 剂，服后效如桴鼓。

沈氏女科对失眠苔腻者，常予酸枣仁汤合沈氏温胆汤，方为酸枣仁 18 克、甘草 3 克、知母 6 克、竹茹 6 克、枳壳 6 克、茯苓 6 克、陈皮 6 克、石菖蒲 6 克、郁金 6 克、川芎 3 克。余听李成卫老师讲到此处时，想起清朝戴天章所著的《重订广温热论》中，就有一个"温胆合酸枣仁汤"。笔者曾以此方治姜某某，予法半夏 9 克、新会陈皮 5 克、炒枳壳 3 克、知母 5 克、朱茯神 12 克、炒酸枣仁 9 克、炙甘草 2 克。原方另有"鲜刮淡竹茹五钱、北秫米一两"，余用青竹茹 12 克、生薏苡仁 30 克代替。秫米配伍半夏，亦有半夏秫米汤在其中。

疲劳

> 杨某，女，24 岁。
>
> 自觉疲劳半年余，充分休息后亦无法缓解，偶有心悸，舌
> 红苔薄，脉弦而虚。
>
> 方药：
>
> 党参 20g　麦门冬 10g　五味子 6g　夏枯草 10g
>
> 山药 20g　仙鹤草 15g
>
> 7 剂。

◆ 医话：

此应称为慢性疲劳综合征，是一种常见的亚健康状态。持续疲劳 6 个月以上，且充分休息后不能缓解，就可以判断为慢性疲劳综合征。慢性疲劳综合征或伴有心悸，或伴有胸闷，或腰膝酸软，或餐后不适。如不加以重视，疾病往往深入脏腑，发展成为重大疾病。

慢性疲劳综合征主要从心、肝、脾、肾四脏论治。思虑过多、耗伤心血的，以生脉饮为代表方，酌加龙眼肉、丹参和酸枣仁。

情志不畅、肝郁化火的，以丹栀逍遥散为代表方。慢性疲劳综合征属肝郁化火者甚多，肝主身之筋膜，肝气郁结则筋膜失其所养、运动不利。一般肝郁者予逍遥散，化火生热则予丹栀逍遥散。

逍遥散这个方子用途极广，凡属肝郁之证均可以逍遥散加减治疗。我有个朋友每天早上刷牙时都感觉嗓子里有痰，看了广告以后感觉自己得的是慢性咽炎，吃了四盒慢咽舒宁都没好。我诊了他的脉，是明显的弦脉，便让他吃盒逍遥丸试试。他看到逍遥丸的说明书上写着"用于肝气不舒所致的月经不调、胸胁胀痛、头晕目眩、食欲减退"，一度质疑我医术不精，给他开的是妇科的药。我"逼"他吃完一盒后，他惊奇地发现症状果然消失了。中医的精髓是辨证而非辨症，有是证即用是药，绝不可拘泥于西化说明书上的适用病症。

慢性疲劳综合征属脾虚的，用举元煎，酌加苍术、茯苓、泽泻；属肾虚的，用二仙汤，慢性疲劳综合征患者中，肾气虚损是仅次于肝郁化火的第二大类病因。肾虚者纯属肾阴虚损的，可直接予以六味地黄丸，但我接触过的慢性疲劳综合征属肾气虚损者多伤及肾阳，故阴阳双补的二仙汤更为合适。二仙汤以仙茅、仙灵脾、巴戟天温肾阳、补肾精，黄柏、知母滋肾阴、泻肾火。在应用二仙汤时，亦须根据患者的实际情况加减。如仙茅性热有毒，尤宜慎用。此方虽以仙茅和仙灵脾二仙命名，但我却常常弃二仙不用，独用巴戟天配知母、黄柏，再加当归而成方。巴戟天其性微温，又能强筋健骨。

慢性疲劳综合征往往也是多证兼夹，如心肾不交、肝脾不和、肝肾气虚等。以本例病人为例，患者以心血虚为主证，故用党参、麦冬、五味子成生脉饮益气养阴；脉弦可知兼有肝郁化火，加夏枯草清肝火、散肝郁；脉弱可知亦有虚证，加山药益气养阴、补脾益肾。患者疲劳明显，故用仙鹤草15g。仙鹤草又名脱力草，除了止血止痢以外，尚有益气摄血之功，故用于疲劳乏力。

患者服药期间心悸仅于第5天复发一次，疲劳略减，嘱加丹参 10g，再服 7 剂，心悸再无复发。我将党参减至 10g，去仙鹤草，嘱其再服两周，有条件的话每日艾灸关元穴半个小时。

大家在自行选择非处方药治疗慢性疲劳综合征时，如有明显情绪诱因的，可用逍遥丸，兼有热证的，如舌红、目涩颊赤、烦躁易怒等，可用加味逍遥丸；心悸者可用生脉饮；腰膝酸软者可用六味地黄丸系列；脾胃不和者可用理中丸，兼有寒证、阳气不足者，可用附子理中丸。若无法判断自己的证型，最好的办法就是寻求专业人士的帮助。

困倦

史某，男，17 岁。

主诉自初中起上课极易困倦，服咖啡、浓茶均无效果，极大地影响了学业。舌红苔白腻，脉滑。喜食甜食，嗓子里有白痰，便溏。

方药：

法半夏 15g　橘红 15g　茯苓 9g　炙甘草 6g

生姜 3g　乌梅 3g　党参 9g　泽泻 9g

7 剂。

◆ 医话：

困倦其实也是慢性疲劳综合征的症状，具体表现为嗜睡、感觉睡不够，以及肢体困重、胸闷痞满等。困倦的原因往往是湿，饮食不节伤了脾，脾失健运，无力运化水湿，水湿内停，最终导致清阳不升。

现代人的防病意识不断提高，已经意识到祛湿的重要性，于是红豆薏苡仁水之类的祛湿佳品大行其道。以红豆、薏苡仁为例，超市的红豆和大薏苡仁都是食用的，没有药效，必须去药店购买赤小豆和薏苡仁。其次，薏苡仁是寒性的，仅适用于湿热且无脾虚者。如果是寒湿，或者脾胃虚弱的话，就会出现更伤脾胃、越祛越湿，所以我常建议想要用红豆、薏苡仁祛湿的朋友选择炒薏苡仁，或用茯苓代替。

说回本例病人，患者舌、脉都是一派湿热之象，且脾虚便溏，并出现了有形的痰，所以我用了经典的二陈汤加减。方中半夏辛温燥湿、橘红理气化痰，此二者均以陈者为佳，故名二陈汤。茯苓健脾渗湿，甘草调和诸药。生姜和乌梅的使用也是《太平惠民和剂局方》里写明的，生姜既可制约半夏之毒，又可助半夏、橘红化痰和胃；乌梅收敛肺气，配伍半夏，散中有收，化痰而不伤正。另加党参补中益气、泽泻渗湿除热。此外，还可配合针刺神门穴。患者服药 1 周后困倦、痰症稍减，仍见便溏，减半夏、橘红为 9g，加党参至 30g，嘱再服 7 剂。三诊时患者大便已成形，加远志 9g、石菖蒲 9g 安神益智。

我治湿时常用佩兰、茯苓等性平之品，且注重配伍补气药如太子参、山药，理气药如橘皮，以恢复脾胃自身的运化功能。伤及脾阳的酌加温里药如附子、干姜，升阳药如升麻。方剂酌用平胃散、三仁汤、真武汤等，中成药可用二妙丸。

除了湿浊以外，瘀血阻滞也可导致清阳不升，这应该就是东北人常说的"血黏"，可予通窍活血汤加减。又曾治一少年，湿

困
倦

浊与血瘀均不明显，脉象沉弱，考虑气虚下陷，予补中益气汤7剂，未显效。二诊时加黄芩，此药苦寒沉降、泄热除湿，服后竟获良效。由此观之，患者不只清气不升，还有浊气不降，而升麻、柴胡配伍黄芩，一升一降，使气机伸展，则药到病除。

健忘

林某，女，30岁。

主诉近半年以来记忆力下降，烦躁失眠。舌红苔白，脉弦数。

方药：

龟甲200g　龙骨200g　远志200g　石菖蒲200g

白酒200g

做水丸。每日3次，每次5g。

◆ 医话：

　　健忘一症，除年老髓海不足的生理性因素外，若在一段时间内发生原因不明的健忘，一定要寻求医生的帮助。传统医学认为，健忘与心、肾两脏有关，大致可分为心血虚损、痰浊扰心、心肾不交三个证型。心血虚损证可予天王补心丹，痰浊蒙心证可予导痰汤，心肾不交证可予交泰丸。本例病人偏于心血虚损，但天王补心丹是滋养安神剂，患者心神烦乱，有实证热象，应予重镇安神之品，故用有龙骨的孔圣枕中丹，一日3次，一次5g。

孔圣枕中丹也是治疗健忘和失眠的经典方，意为至圣孔子枕中的灵丹，传说读书人吃了以后会更加聪明。孔圣枕中丹只有四味药，龟甲、龙骨、远志、菖蒲。清代汪昂的《医方集解》中说："龟者，介虫之长，阴物之至灵者也；龙者，鳞虫之长，阳物之至灵者也。借二物之阴阳，以补我身之阴阳；借二物之灵气，以助我心之灵气也。"这个解释过于奇幻，自然不足为信，况且龙骨也不是龙的骨头。很多人以此攻讦中医，我认为汪昂既是一代名医，且著作传世颇多，著名的《汤头歌诀》就是他写的，所以自然不是信口开河之辈，这应该是祝由的说法。《傅青主女科》里有治疗鬼胎的荡鬼汤，鬼胎者，"妇人有腹似怀妊，终年不产，甚者二三年不生"也，其人"面色黄瘦、肌肤消削，腹大如斗"，傅青主先生用人参、当归、大黄、雷丸、牛膝、红花、牡丹皮、枳壳、厚朴、桃仁治疗，并称之为荡鬼汤。病人腹部胀大且病程较长，面黄肌瘦，用大黄攻下泻积，牛膝、红花、桃仁、牡丹皮、枳壳、厚朴活血行气，助大黄解毒祛瘀，人参、当归补益气血，使邪去而正不伤。如此组方是纯正的岐黄医道，倘若真是荡鬼祛邪，何以不用朱砂之类？可见托以鬼神之名多半是当时人们认识的局限。对于鬼胎，大部分学者认为是某种妇科恶性肿瘤，也有学者认为是绦虫病，我倾向于后者。傅青主先生在方解中将驱虫的雷丸放在了首位，相当于君药的位置，且通过二剂而愈这个信息分析，若以此方治疗恶性肿瘤万难获此良效。或许傅青主先生当时亦无法确认是虫积还是癥瘕，所以驱虫药和攻下祛瘀药同用。

说回孔圣枕中丹。我们从中药学分析，龟甲味甘入心，补血养心；龙骨甘涩质重，镇静安神；远志苦泄辛散，交通心肾；石菖蒲辛温芳香，安神益智。其中龙骨配伍远志，兼有矿物药的重镇和植物药的滋养。四药齐用，养心益智、重镇安神，更有滋阴降火之效，对健忘和失眠均有治疗作用。石菖蒲即古之九节菖蒲，系天南星科植物。而今天叫九节菖蒲的，却是毛茛科植物阿尔泰银莲花，应区分清楚。此外，有的中医爱好者区分不清龟甲与鳖甲，龟甲是龟的腹甲，鳖甲为鳖的背甲，二者皆可滋阴潜阳。龟甲滋阴力强，鳖甲退热力胜，且龟甲尚可补心益肾、健骨补血，鳖甲尚可软坚散结。

孔圣枕中丹是《备急千金要方》里的方子，《备急千金要方》里还有一个开心散：远志、石菖蒲、人参（可用党参）、茯苓，也是治健忘的方子，非常好用。

脱发

高某，女，38 岁。

产后脱发，舌淡少苔，脉弱。

方药：

黑芝麻 15g　黑大豆 15g　制何首乌 10g　桑寄生 10g

桑葚 10g　枸杞子 10g　制黄精 10g　当归 10g

大枣 10g　熟地黄 10g　党参 10g

30 剂。

◆ 医话:

脱发是当前的常见病之一，尤其是大城市青年男性的发病率逐年升高。中医认为，毛发是体内气血盛衰的外在标志。在选择植发前，不妨试试药物治疗，毕竟植发就像是铺草皮，真正能扎下根的不多，而使用药物，尤其是中药，从改善生发环境入手，才有可能做到"野火烧不尽，春风吹又生"的坚韧程度。需要注意的是，无论是中医还是西医，治疗脱发的周期都比较长。以使用非那雄胺为例，即使是轻度脱发患者也需服药 3~6 个月。所以在选择治疗方案时要尤为慎重，一旦选定了方案或医生，就要坚持下去。

脱发分生理性脱发与病理性脱发两大类，每天脱落 100 根以内的头发属于正常现象，谓之生理性脱发，四季之中尤以秋天最为明显，上应秋天草木凋零。另一种脱发叫病理性脱发，是需要药物干预的，主要分为肝郁、肝肾不足、脾虚湿盛、血热风燥四个证型。发丝受损导致的发断不接脱发论。

肝郁型脱发常有精神诱因，或伴有气滞胸闷、胸胁胀痛，治宜疏肝理气，常用逍遥散，肝郁化火者用丹栀逍遥散，肝郁血瘀者合通窍活血汤。肝肾不足型脱发往往病程较长，随着年龄的增长，或过劳、熬夜，导致肝肾不足，或伴有腰膝酸软、头昏耳鸣，治宜滋补肝肾，以七宝美髯丹为主方，常合二至丸。若损及肾阳，可于方中酌加肉苁蓉。脾虚湿盛型脱发是我最为常见的证型，恣食肥甘，伤胃损脾，脾失健运，湿生热长。湿热上蒸巅顶，引起头发脱落。此类患者往往舌苔厚腻，治宜健脾利湿，可予赵炳南先生的祛湿健发汤：炒白术 15g、泽泻 9g、猪苓 15g、萆薢 15g、车前子 9g、川芎 9g、赤石脂 12g、白鲜皮 15g、桑葚 9g、生地黄 12g、熟地黄 12g、夜交藤 15g。其中赤石脂一味赵炳南先生认为既可收涩肌肤皮毛、减少油脂分泌，且能解湿久之蕴毒。血热风燥型脱发是血热太过，导致风燥，进而伤及阴血，阴血不能养发，故治则为润燥祛风，常用凉血消风散。

除了以上四种常见情况，悲伤、恐惧等情绪也会导致脱发，除了必要的心理疏导以外，逍遥散、温胆汤都是治疗脱发常用的方剂。另外，服用部分西药也会出现脱发的不良反应，咨询专业人士后更换药物，一般会自行恢复。

本例病人产后脱发本属正常现象，大抵是由于气血亏虚所致，一般可自行恢复。但因患者已是二胎产后，脱发加重，且出现白发，拟求中医中药调理。我处方诸般补气、补血、补肾之药，患者一个月后反馈脱发明显减轻，我回复可继续照方抓药，并可用乌鸡炖汤。患者纯虚无火，自然可用补益之品，但如若是实证，或虚证夹湿热者，切不可用此方，否则非但无效，还有可能加重脱发。

或许有的朋友会问，哺乳期妇女能喝中药吗？答案是肯定的，且不说我方中多是药食同源之品，中药自有完整的孕妇禁忌，医师也会根据患者的情况去选择那些平和适当的药，况且古代的富贵人家都是用中药来安胎和通乳的。郭博信老师的女儿怀孕时下肢浮肿，老师每日处方大量党参令其饮用，母子如今俱无不适之处。哺乳期间不能喝中药的说法未免太武断了，方子没问题，药也没问题，自然是可以喝的。我用的何首乌这味药，有报道称会造成肝损伤，这里我需要说明一下，何首乌在应用时分生何首乌和制何首乌两种，生何首乌截疟解毒、润肠通便，一般不会长期使用，而常用的往往是补益精血的制何首乌。制何首乌经过炮制（主要是用黑豆汁蒸煮晒干），是没有肝毒的，部分研究人员不明中药药理，以偏概全，耸人听闻，甚至哗众取宠，着实可笑。但此事也提醒我们在选购中药时，要选择正规厂家炮制到位的药材，以免因炮制不当或药材掺假等原因造成损失。

附：李祥舒老师曾提到桑寄生可治脱发，我想大抵因其滋补肝肾、养血通络之故。今脱发者愈众，临证时每想起此药，欲用却又觉得其治疗脱发之理论基础稍显薄弱。脱发虽是小病，但医药之事又岂可轻率？2017年岁末，我写信向老师问安，便在信中提及此事。我这人有时十分懒散，有时又十分勤快，信件尚未寄出，我便迫不及待地去了王府井书店查阅资料。《本草蒙筌》记载桑寄生"长须长发、坚齿坚牙"，《景岳全书》记载其"长须眉、坚发齿"，《本草崇原》更解释："寄生感桑气而寄生枝节间，生长无时，不假土力，夺天地造化之神功……充肌肤，精气外达也。坚发齿，精气内足也。精气外达而充肌肤，则须眉亦长。精气内足而坚发齿，则胎亦安。盖肌肤者，皮肉之余。齿者，骨之余。发与须眉者，血之余。胎者，身之余。以余气寄生之物而治余气之病，同类相感如此。"这不正是我们常说的取类比象吗？我现学现用，随即治了一位有脱发症状的朋友：桑寄生 15g、党参 20g、制何首乌 20g、墨旱莲 10g、女贞子 10g、骨碎补 20g、石菖蒲 8g、远志 6g、茯苓 15g、合欢皮 10g、郁金 12g。此君以此方加减治疗 5 个月，因其兼有多梦，加针百会、四神聪等穴位共计 20 余次，调神安神，促进头部气血循环，效果良好。

突发性耳聋

邢某某，男，20 岁。

因工作原因近日来辗转多个城市，疲劳过度，突发单侧耳聋及耳内闭塞感。偶有耳鸣、眩晕、心悸，多梦，纳呆。

舌淡苔薄白，脉未及。

方药：

人参 6g　黄芪 12g　白术 9g　当归 6g

龙眼肉 9g　黄精 9g　酸枣仁 12g　远志 6g

茯神 12g　木香 6g　丹参 9g　石菖蒲 6g

磁石 30g　炙甘草 3g　生姜 3g　大枣 9g

3 剂。

◆ 医话：

　　突发性耳聋也称特发性耳聋，原因不明者应立即前往耳鼻喉科就诊，以免造成无法弥补的损失。传统医学称此病为暴聋，大致分为痰热蕴结、肝火上扰、肝肾阴虚、气滞血瘀四个典型证型。

　　痰浊蕴结多因饮食不节、痰热内蕴，多伴有腹胀便溏、苔腻脉滑，可用清气化痰丸加减。肝火上扰多与情绪有关，多伴有胸闷胁痛、舌红脉弦，可用龙胆泻肝汤加减。我的徒弟上大学时猝然耳聋，当地医师嘱其急服龙胆泻肝丸，以免延误病机。肝肾阴虚多见于中老年人，因肾开窍于耳，肝肾精血同源。肝肾阴虚，精血不足，耳朵自然失其所养。这类病人多伴有头晕目眩、腰膝酸软、舌红少苔、脉细数无力等阴虚诸症，可用耳聋左慈丸加减。气滞血瘀者无明显症状，可从舌脉判断，舌上多有瘀点，脉涩或弦，可用通窍活血汤加减。

本例病人发病与疲劳有关，但未见肝郁化火，亦无阴虚诸症，故辨证为心脾两虚，予归脾汤加减。归脾汤是我常用的方剂，可健脾益气、养心补血。方中人参、黄芪、白术健脾益气，脾气健旺则气血生化有源头。当归、龙眼肉补血养心，加黄精补肾益精。酸枣仁、远志、茯神安神养心，木香、丹参理气活血，使补而不滞。归脾汤原方中本没有丹参，但我常于方中加入此药。石菖蒲芳香开窍，磁石安神聪耳，甘草、生姜、大枣和胃健脾、调和诸药。

附：我一般用归脾汤以党参代替人参，加女贞子、丹参。另酸枣仁价格较高，若夜寐尚可，则去之不用。方药调整为党参10g、黄芪10g、白术10g、甘草6g、当归10g、龙眼肉10g、女贞子10g、木香6g、茯神10g、丹参6g、远志6g。

过敏性鼻炎

范某某，女，33 岁。

主诉过敏性鼻炎十余年，遇冷易发，伴哮喘，长期使用日本佐藤鼻炎喷剂缓解症状。舌淡红苔白滑，脉未及。

方药：

麻黄 9g　白芍 9g　细辛 3g　干姜 6g

甘草 6g　桂枝 9g　法半夏 9g　五味子 3g

荆芥 9g　辛夷 9g　黄芩 6g

7 剂。

◆ 医话：

很多人都问过我："过敏性鼻炎可以根治吗？""中医可以治过敏性鼻炎吗？"那么我先从西医的角度解释一下过敏性鼻炎产生的原因。西医认为，过敏原进入鼻腔时，会刺激机体产生特异性抗体，抗体与肥大细胞结合，当过敏原再次进入体内，肥大细胞释放一种叫"组织胺"的物质，我们通常叫它"组胺"。组胺受体活化后，就引起了打喷嚏、流鼻涕、鼻塞、鼻痒等一系列过敏症状。因此西医在治疗过敏性鼻炎时，除了使用糖皮质激素，会广泛应用抗组胺药，也叫抗过敏药，防止组胺与受体结合，从而抑制过敏症状的产生。

不可否认的是，抗组胺药在缓解过敏症状方面效果显著，但不从根本上解决问题。中医将过敏称为特禀，即禀赋不足、正气亏虚，故为外邪所乘。过敏原和受凉伤风都是导致过敏性鼻炎的外邪，简单来说，就是免疫力低下，抵御不了外界的刺激。就像传染病肆虐的时候，身体强健的人往往不容易染病，反之身体羸弱的人在相同条件下往往是高发人群。也有一部分人本来不过敏，但后来过敏了，这部分人可能是先天条件好，但后天生活方式不健康，所以沦为了特禀体质的亚健康人群。中医在治疗过敏性疾病时，以扶正祛邪立法，注重培养人体本身的正气，使其能够自行抵御外界的刺激，这才是根本之道。但体质的形成不是一朝一夕的事，要想改变特禀体质，也非一朝一夕之功。想要消除一时的过敏症状容易，要想根治反复的过敏疾病可能要经年累月地治疗。

中医治疗过敏性鼻炎的周期较长，所以我在治疗过敏性鼻炎时注重中西结合，轻中度患者嘱其以盐水洗鼻，保持鼻腔清洁；重度患者必要时嘱其外用爱赛平，或内服盐酸非索非那定片（抗组胺药），起效较快，亦可加服孟鲁司特纳片（白三烯受体拮抗剂）。

外用糖皮质激素喷剂是国际上公认的有效办法，如雷诺考特、辅舒良、内舒拿等，一般连续使用约 3 天后开始起效。我是很排斥激素的人，但鼻喷激素给药的吸收率并不高，只要在专业人士的指导下使用亦无不可。我看过一个报道，有患者迷信日本鼻炎药，大量采购使用。日本产的本无不可，但任何药物的使用都必须坚持科学的态度，该患者看不懂日文，不知其说明书上写的使用注意，没按要求间隔用药，最终转变成药物性鼻炎。此外，有些医生采用局部鼻甲注射的方式给药，我对此不甚认同。

我常处方的是过敏煎合小青龙汤加减。过敏煎是中医学家祝谌予先生所创，祝谌予先生还是当年北京四大名医之一施今墨的高徒，博采众长，非常了不起。小青龙汤是张仲景《伤寒论》里的方子，方中麻黄、桂枝发汗散寒以解表邪；干姜、细辛温肺化饮，兼助麻黄、桂枝解表祛邪；五味子、芍药敛肺养血；炙甘草益气和中、调和诸药。这个方子除了治过敏性鼻炎，对急慢性支气管炎、肺炎等分泌物量多清稀的疾病都有疗效，但如果是热证，还要加黄芩、蒲公英，或改小青龙汤为钱乙的泻黄散。泻黄散虽为治脾经湿热之方，但水谷精微皆由脾输布全身。此外，有明显脾肾气虚者，亦应辨证施治。

本例患者是明显的寒证，故选小青龙汤。我还加了常用于治疗风寒感冒的荆芥，加了同为发散风寒药的辛夷。辛夷散风寒、通鼻窍，是治疗鼻渊的常用药。少佐黄芩，可燥湿泻火。患者服药一周后，反馈鼻炎明显缓解，哮喘更未发作。然小青龙汤毕竟辛温燥烈，久服有伤阴耗血之虞，我另以过敏煎为主方，患者前后共服60剂，并嘱其家人为其常灸肺俞。来年随访时，患者因未再发作，竟不知已到换季易发之时。注意，我此次用小青龙汤时细辛只用了3g，是取缓缓图之之效，并非因为"细辛不过钱"之说。"细辛不过钱"指的是单用细辛粉时，不可超过一钱，但使用细辛饮片配入方剂治疗风寒急症时，往往要大剂量才能起效。有本书叫《细辛与临床》，书中说这味药用好了效如桴鼓。

根据我的经验，重度鼻炎患者每年服药3个月，第二年就会有明显改善，坚持3~4年就有可能根治。中医治病之法多种多样，无法长期喝汤药的患者在非发作期也可以选择丸药，或行以针灸。针法除传统穴位外，北京同仁医院李新吾教授的针刺蝶腭神经节疗法亦十分有效。寒者夏季可佐以三伏贴助阳散寒，虚者冬季可佐以膏方滋补气血。此外，还可以用辛夷、薄荷、苍耳子等药自制香囊，或将诸药打粉装瓶时时嗅之，亦可直接购买泰国的八仙薄荷香筒。无论如何，在确定治疗方案后一定要持之以恒，这样才能见到效果。

当然，治疗方案还是要专业人士来拟定。有报道称，某日本"网红"鼻炎药的主要成分是盐酸萘甲唑啉，此物的确可以通过收缩血管来缓解鼻炎症状，但容易引发药物性鼻炎，我国早在20年前就已将其淘汰，所以选择药物时一定要清楚明白，不能盲目跟风。另外，鼻中隔偏曲导致的过敏性鼻炎针药治疗效果较差，必要时可考虑手术。

附：余近来亦常用大青龙汤治疗过敏性鼻炎，此方由麻黄汤倍用麻黄，加石膏、生姜、大枣而成，故麻黄用量独重。余用之治鼻炎时，约是以下剂量：麻黄 4g、桂枝 6g、生姜 9g、石膏 18g、杏仁 3g、炒甘草 6g、大枣 6g。用量虽轻，然则若辨证准确、加减得当，服用 1 个月后必有良效。

另，近日整理储物柜，发现一则多年前写下的过敏性鼻炎方：白芷 6g、细辛 3g、炒苍耳子 10g、辛夷 6g、蝉蜕 6g、大黄 3g、姜黄 10g、茯苓 10g、僵蚕 10g、炒甘草 6g、乌梅 10g。此方寓苍耳子散、升降散于其中，散中有收，再看之下亦觉得颇具其妙。

失嗅症

曹某某，女，23 岁。

感冒后表证已解，但鼻塞日益加重，渐失嗅觉。无汗。舌淡紫苔薄白，有瘀点，脉未及。

方药：

麻黄 9g　荆芥 9g　苍耳子 9g　辛夷 9g

石菖蒲 6g　干姜 9g　木香 9g　川芎 9g

甘草 6g

3 剂。

◆ 医话：

此症西医或称嗅觉障碍，中医或称不闻香臭、鼻聋，故与此前的耳聋有相似之处。本例病人发生于感冒之后，应是寒邪未去，入里犯肺，肺开窍于鼻，故鼻失嗅觉。我处方麻黄、荆芥、苍耳子、辛夷发散风寒。其中麻黄宣肺气、开腠理、散风寒、发汗解表；荆芥是治疗风寒感冒之要药；苍耳子、辛夷质轻升浮，相须为用，辅助石菖蒲以开鼻窍；干姜温里散寒；木香行气宣滞；川芎活血祛风；甘草调和诸药。

失嗅的辨证和耳聋相似，我们先把它分为虚、实两类。属实证的除了上述风邪犯肺，还有肺胃蕴热，湖南中医药大学李凡成教授的经验是用加味升麻葛根汤加减。虚证属肺气不足者，多伴有咳痰清稀、动则气短，可用百合固金汤加减。另肺气虚者往往伴有脾气虚，脾主运化，水谷精微上输于肺，故二者关系紧密。肺脾两虚者，兼有食少纳呆、腹胀便溏等，可用补中益气汤加减。

根据我的经验，五官科疾病虽有主方，但加减亦极为重要，如我常加开窍药石菖蒲，通鼻窍药常用辛夷、苍耳子、鹅不食草等。再如"突发性耳聋"一节提到的通窍活血汤本身就用了麝香、老葱辛香通窍，以达到引药上行的目的，另外还需根据情况配伍理气活血药。

我还治过一例失嗅患者，失嗅日久，已累及味觉，故发生五觉失常时均应及早就医。

口腔溃疡

> 穆某某，男，25 岁。
>
> 平素口腔易发溃疡，尤以近 3 个月反复发作。舌红苔白稍腻，左手寸脉弦、尺脉沉。熬夜多梦，偶有烦热。纳可，眠尚可，二便调。
>
> 方药：
>
> 生地黄 20g　山茱萸 12g　麦冬 15g　石斛 15g
>
> 栀子 10g　夏枯草 15g　胡黄连 10g　淡竹叶 15g
>
> 泽泻 10g　白及 10g
>
> 5 剂。

◆ **医话：**

　　中医称口腔溃疡为口疮，也叫口舌生疮，一般是心脾积热上蒸所致，治宜泻火解毒，常用黄连解毒汤，即黄连、黄芩、黄柏、栀子四药，清泻三焦之火，但并非所有口疮都是心脾积热，也有可能是"水"不够了，不能够制火，所以导致火气蒸腾。本例患者有十多年的熬夜史，损耗肾阴，故见烦热多梦，这也是中医常说的肾水不足、心火上炎而致心肾不交，进一步发展就会出现失眠、盗汗等。从脉象上看，患者有心肝郁热、肾气不足。舌红苔腻，说明稍有湿热。常规的口腔溃疡是实证，所以用黄连解毒汤清泻实火，但本例病人的病根是肾阴虚，故应补中有泻、补泻结合。我用生地黄、山茱萸、天冬、石斛滋阴补肾，栀子、夏枯草、胡黄连清热泻火，淡竹叶、泽泻导热下行，白及收敛生肌。

一周后，溃疡愈合，改白及为玄参，玄参既是清热凉血药，也能滋阴，且色黑入肾，嘱服 7 剂。两月后随访，患者未有口疮复发。患者因工作仍需熬夜，嘱常服余自拟之熬夜良方水丸保健。熬夜是现代年轻人很难避免的一件事，我也是个熬夜族，所以一直在寻找补救的方法。玉竹润肺养胃，还可生津，常用于内热烦渴。黄精润肺补脾，还可益气，常用于腰膝酸软及倦怠之症。枸杞子滋补肝肾、润肺明目，是常见的补益药。熬夜损耗阴液，所以此三味药滋阴补虚，且三药都是味甘性平之品。我尤其要说一下黄精，这是我们家做饭的佐料，做菜、炖汤都会加一些制黄精，不但滋补身体，还可以调味。有了它可以少放盐和酱油，更不用放什么味精了。在《西游记》中，花果山群猴们常吃的"天地灵药"就有黄精，可见吴承恩时代就将黄精视为养生佳品。此外，阴虚易生内热，熬夜时间久了，就会感觉浑身燥热，甚至想睡觉时都难以入睡，这就是中医讲的五心烦热，所以我配伍少量清热的栀子和夏枯草。栀子清热泻火，多用于心烦失眠、躁扰不宁等湿热之证。夏枯草清肝火、散郁结，用于目赤肿痛、目珠夜痛等症。我还用了赤灵芝这味药，很多人受文学作品的影响，都以为灵芝是很贵的"神药"，我要告诉大家的是那应该是深山灵芝，而且生长多年，所以价格不菲。现在常用的是人工养殖的普通药材灵芝，取其滋养安神之效。我常用这六味药加减治疗熬夜导致的各种不适，如我同学杨某一旦长期熬夜就会出现心悸的症状，我用此方加生脉饮治疗；某演员长期熬夜，嘴角多发痤疮，我用此方加大补阴丸治疗。

对于口腔溃疡频发的患者，丸剂是不错的选择。耿鉴庭先生有一自拟丸药方，便是针对脾胃伏火所致的口疮频发所拟。以黄精、山药、石斛、棉花根、莲子心、玄参、绿萼梅花、菰米、柿霜制蜜丸，每服 6g，每日 2~3 次。其中棉花根补气生肌，可用黄芪代替。菰米解烦热、调肠胃，柿霜清肃上焦火邪。耿鉴庭先生出身扬州中医世家，他本人亦是我国著名的耳鼻喉科专家。原宁波市中医医院院长王晖教授有个"口疮十三味"，是针对阴虚湿热的病机而设，举凡阴虚湿热之证均可以此方加减，用之甚效。全方十三味为肥知母、生石膏、淡竹叶、焦山栀、小川连、升麻、广藿香、北防风、大生地、粉丹皮、太子参、全当归、生甘草。李祥舒老师治疗口腔溃疡常用泻黄散，伤寒大家胡希恕先生认为口腔溃疡患者亦不乏上热下寒之证，可予甘草泻心汤加减。我曾就读的学校医学院附属医院中医科郁青萍主任常用桃红四物汤加味。王琦教授对于口腔溃疡轻症常嘱患者用竹茹煎水含漱。伤寒大家胡希恕先生认为口腔溃疡患者亦不乏上热下寒之证，可予甘草泻心汤加减。

牙龈萎缩

刘某，男，23岁。

主诉自觉牙龈萎缩两年余，无牙体松动、出血，口腔科检查未见明显异常，嘱定期检查，严重时予手术。曾自服补肾固齿丸，未显效。舌红苔白腻，脉沉。

方药：

党参10g　白术10g　山药10g　炙甘草10g

扁豆15g　炒杜仲10g　续断10g　补骨脂10g

升麻6g　黄连3g

30剂。

◆ 医话：

牙龈萎缩多见于中老年人，青年人疲劳过度、全身健康状况不佳也会导致牙龈萎缩。很多医师治疗牙龈萎缩，都从肾论治，因为《黄帝内经》中说"肾主骨""齿为骨之余"，所以应用补肾固齿丸一类的滋补药。补肾固齿丸这个方子我很喜欢，方中既有滋补的熟地黄、紫河车、骨碎补、枸杞子，还有活血的鸡血藤、郁金、丹参，以及清热的牡丹皮、野菊花等。但本例病人并无牙齿松动，也无咀嚼不适等症，所以不是补肾固齿丸的药证。需要注意的是，患者的病位在龈不在牙，而龈属肌肉，肌肉归脾管，所以应该从脾论治。患者右手关脉沉弱，舌有齿痕，也是脾虚之象。我处方党参、白术、山药、炙甘草、扁豆补气健脾，搭配炒杜仲、续断、补骨脂强筋壮骨，佐以炙升麻升提中气。因患者兼有热象，故少佐黄连清热燥湿。

本方虽也用了杜仲、续断等入肝肾之药，但总体以补脾为主，配伍升麻升提中气。加入升麻一药，是受了李祥舒老师的启发，如举元煎（人参、黄芪、白术、甘草、升麻）中的升麻，补中益气丸（黄芪、党参、甘草、白术、当归、升麻、柴胡、陈皮）中的升麻和柴胡，升阳举陷，必不可少。因本病病程较长，患者服药 1 个月后未有明显改善，但舌脉均较服药前为好。余以此方稍做加减，嘱再服 1 个月，三诊时上牙龈萎缩的症状已明显好转，此后以水丸继续治疗。

咽炎

叶某某，女，16 岁。

我去楼下的裁缝铺拿快递的时候，得知裁缝叶师傅的孙女患咽喉炎数月不愈，症见咽喉肿痛，血常规结果显示白细胞计数高，医院诊断为咽喉炎，静脉注射头孢类药物后血液结果正常，但症状未消失。本楼一西医外科退休专家建议查甲状腺彩超，亦未见异常。叶师傅希望我可以开几剂汤药，我因未面见患者，本推辞不就，且该病久治不愈，应属疑难之症，无奈叶师傅反复恳求。通过视频，我见患者舌质尚可，但见多处褐色色块，疑似染色所致，但患者否认进食。

方药：

金银花 10g　连翘 10g　大青叶 15g　板蓝根 15g

射干 10g　南沙参 10g　北沙参 10g　麦冬 10g

百合 10g　菊花 10g　牛蒡子 10g　白芍 10g

天花粉 10g　桔梗 10g　甘草 6g

3 剂。

◆ 医话：

　　本例病人未及面诊，舌苔也看得不甚清晰，本不应处方，故难免有孟浪之处。此方以诸清热解毒药为君。病人病程较长，阴血必有所伤，故配伍沙参、麦冬、百合、白芍滋阴养血。佐以天花粉消肿生津、桔梗宣肺利咽。本方苦寒之药颇多，必配以甘草制约诸药之寒。

患者服用 3 剂后肿痛略减，我加益气健脾之山药，嘱再服 7 剂。几周后再见到叶师傅之时，我得知小女孩已然痊愈，甚喜。此方之所以奏效，必与诸滋阴养血之药密不可分。久病之下，元气消耗，所以祛邪之余，必佐以扶正之药。即使患者既往体健，久服清热之药也须注意伤胃伤阳。

下面来谈谈咽炎的分型和治法。急性咽炎属风寒者，用六味汤加减，此六味为荆芥、薄荷、僵蚕、桔梗、甘草、防风；属风热者，用疏风清热汤加减；属肺胃热盛者，用普济消毒饮加减。急性咽炎只要切中病机，往往服用 3 至 5 剂即愈，但慢性咽炎却是顽症。由急性咽炎转成的慢性咽炎多见咽干微痛、咽痒咳嗽，可见咽部充血红肿，兼有五心烦热、舌红少苔、脉细数。这是肺肾阴虚所致，可用百合固金汤加减。另有咽部充血不甚明显，但神疲乏力、纳谷不香，舌淡有齿痕，脉弱。我在"突发性耳聋"一节中说肺与脾休戚相关，这就是脾土不养肺金。中医以五行比喻五脏，其中肺属金、肝属木、肾属水、心属火、脾属土，金生水、水生木、木生火、火生土、土生金，金克木、木克土、土克水、水克火、火克金，所以肺和脾的关系是脾生肺，中医称脾为肺之母。虚则补其母，所以脾肺两虚时，往往以补脾为主，用参苓白术散或补中益气汤加减。我曾治一慢性咽炎属脾虚证者，仅用补中益气汤加 10g 射干，疗效甚佳。

还有一种慢性咽炎我总说它不是咽炎，以免患者与其他证型混淆，盲目用药，那就是"梅核气"。顾名思义，梅核气就是咽部像有一枚梅核一样，有异物感，或有痰感，咳之不出，咽之不下，咽部检查没有异常，也不影响进食，就是感觉十分别扭。梅核气的病因在这个"气"字上，无形之气，所以无论是肉眼还是仪器都捕捉不到它的踪迹。梅核气的病因是气滞，具体来说就是肝郁气滞，脉是弦的。历代医书都以半夏厚朴汤为治疗梅核气的主方，但我发现近现代很多名医都在著作中不约而同地写到自己用半夏厚朴汤治疗梅核气时效果不好。我们来看半夏厚朴汤的组成：半夏、厚朴、茯苓、生姜、苏叶，除了茯苓性平以外，其余都是温药。肝郁本身就易化火，岂可再用温药？如火神派的李可先生在他的《李可老中医急危重症疑难病经验专辑》中谈及此事写道："痰气未开，反而燥化。肺阴一伤，宣降无权。五脏便失却'雾露之溉'。"所以我用来治梅核气时酌加玄参、郁金，半夏用法半夏或竹沥半夏。

"疲劳"一节的医话中，就记录了一则我用加味逍遥丸治好梅核气的案例。我虽然崇尚经方，但师古而不泥古。中医的精髓是"一人一方"的灵活，今人的体质和古人的体质千差万别，岂可不加变通？

附：曾治梅核气患者陶某，男，29岁，主诉咽喉有异物感，且有十余年的吸烟史，西医诊断为慢性咽炎。舌暗，脉弦数。予桔梗10g、枳实10g、芦根30g、生薏苡仁30g、冬瓜子24g、桃仁9g、柴胡10g、升麻10g。方中桔梗为药中之舟楫，能载诸药之力上达胸中，枳实开气机之壅结，除胸胁痰癖而下行，二者一升一降，畅调气机。张锡纯谓"柴胡为少阳之药，能引大气下陷者自左上升；升麻为阳明之药，能引大气下陷者自右上升"。本拟再加滋阴之品，但患者吸烟日久，故改予苇茎汤涤荡肺"壅"，且方中芦根亦有生津之效。苇茎是芦苇初生的嫩茎，多用芦根代替。

扁桃体癌

> 王某，男，28岁。
>
> 主诉咽部不适1个月，当地医师查见左侧扁桃体异常大，怀疑是肿瘤，预约先切除病侧做病理检查。患者长期关注我的微信公众号，等待手术期间要求我为他用中药调理。
>
> 方药：
>
> 西洋参5g　冬虫夏草5g　石斛15g　白花蛇舌草45g
>
> 半夏10g
>
> 3剂。

◆ 医话：

　　笔者认为，中医中药在肿瘤治疗的各个时期都能起到非常重要的作用。中医治疗肿瘤的根本大法是扶正祛邪，亦可配合西医在手术期和放、化疗期扶正固本，另外放、化疗期出现的种种不适也可以通过中医的针、药缓解，以提高患者的生活质量。上海市中医医院的孙素琴主任和我聊到，为了适应现代社会的需要，医院要求中医大夫必须学习西医知识，却不要求西医大夫一定要学习中医知识，但医院里西医肿瘤科的几位大主任都是中医高手，因为肿瘤发展到晚期的时候，单纯使用西医的办法往往难以取得预期的效果，所以用中西医结合的方法来延长患者生命、提高患者生活质量。

　　苏州市中医医院根据省名老中医何焕荣主任的经验方研制的

扶正胶囊是我非常喜欢的中成药，该药简便验廉，成分为绵黄芪（生）提取物、冬虫夏草菌丝体和西洋参，益气补肾，用于免疫功能低下、疲劳综合征和慢性疾病恢复期。我取冬虫夏草、西洋参，配伍石斛，扶正生津。其中不用黄芪是北京中医药大学赵软金博士的经验，赵老师是刘渡舟先生的高徒，在美国行医20余年，致力于癌症的治疗和研究，其自创的神香温通法颇有独到之处。赵老师认为黄芪闭门留寇为甚，邪盛时切不可用。"闭门留寇"是中医常用的词，比喻邪气未去就擅用补药。中医讲用药如用兵，如果一个城池里的敌寇还没有清除就关闭了城门，那么敌人潜伏下来发展队伍、策反官员，这是多么可怕的事情啊。很多癌症病人发现病情以后，本该清热解毒，但自行服用灵芝等补益之品，结果越补越重，这就是闭门留寇。还有很多亚健康人士，本是湿、热诸邪所致，但不明医理或偏信广告，以为自己是虚证，擅用补药，这样的闭门留寇不在少数，这也是造成今人体质大多虚实夹杂的原因。所以扶正固本不是简单的补药叠加，要补泻得当，尤其是初期邪盛时，慎用单纯扶正固本法。此外，活血化瘀法在此阶段也须慎用，以免成为癌细胞扩散的"帮凶"。

白花蛇舌草和半夏均为抗肿瘤药。白花蛇舌草清热解毒，《广西中药志》云："治小儿疳积、毒蛇咬伤、癌肿。"现代药理学分析也证明其确有抗肿瘤之效。半夏也是经过认证的抗肿瘤药，功能消痞散结。我在《明医之路，道传薪火》一书中看过某位前辈关于半夏治疗肿瘤的论述，此书为北京中医药大学首届毕业生从医回顾及学术精华集，但具体是哪位医师如今已经记不得了。他言须用生半夏15g以上，生半夏虽有毒，但先煎30分钟即可避免不良反应，这点不疑有他。

本方中的冬虫夏草价格昂贵，长期使用会给患者造成巨大的经济负担，故长期服药阶段需予以替换。此外，癌症病人忌食辣椒、生葱（包括洋葱）、生姜、生蒜、海鲜、牛肉、羊肉、狗肉，须知。

痤疮

> 张某，男，25岁。
>
> 痤疮，以脓包为主，按之疼痛，烦热口渴。舌红苔黄，脉弦数。
>
> 方药：
>
> 黄芩 10g　生地黄 15g　赤芍 10g　金银花 10g
>
> 蒲公英 15g　土茯苓 20g　大蓟 10g　地肤子 10g
>
> 生甘草 6g
>
> 7 剂。

◆ 医话：

　　痤疮俗称青春痘，是青少年的常见病，即使过了青春期，也会因为饮食不节或内分泌失调而生痤疮，多发于面部。中医讲"肺主皮毛"，所以治疗痤疮多从肺论治，尤其是见白头粉刺，伴有轻微痛痒、颜面潮红、鼻息气热，且舌红苔黄、脉浮数或细数的，多考虑肺经，常用的方剂是枇杷清肺饮加减，并可于肺俞拔罐配合。枇杷清肺饮中有枇杷叶、桑白皮、黄连、黄柏、人参、甘草，常加石膏、知母、黄芩、生地黄等增强清热之效，热重者再加蒲公英、土茯苓，夹湿者加茵陈蒿、地肤子，夹风者加薄荷、牛蒡子。

　　日久不退、反复发作的痤疮要考虑伤及阴血，阴虚者合二至丸，血虚者合四物汤。痤疮日久不退，还要考虑损阴及阳，用阳和汤加减。阴阳俱虚者，用二仙汤加减。

　　女性经前痤疮，属于冲任失调，多发于口周或下颌，且多伴有月经不调，可用丹栀逍遥散加减，尤其是加上枸杞子和丹参，这两味药经现代药理证明，确有调节内分泌的作用。女性伴有月经病者，可加香附。

很多人生了痤疮会外用芦荟胶，其实家里养盆芦荟，用的时候割一段下来，削皮取汁，无论是洗脸、涂脸还是做面膜，效果都非常好。此外，还可以选择玫芦消痤膏、复方片仔癀软膏、龙珠软膏或马应龙麝香痔疮膏等成药。痤疮切忌抓挠，抓破后易形成痘坑，日久难以治愈。

本例病人有一派热象，属热毒壅滞，治疗应以清热为主，故用黄芩、生地黄、赤芍、金银花、蒲公英、土茯苓。其中生地黄可补血养阴，赤芍可活血化瘀。大蓟凉血止血，避免血热妄行，生甘草调和诸药。病人服药 1 周后痤疮明显减轻，巩固 1 周后，酌以调养脾肺为主。此外，皮肤病病人忌食海鲜、羊肉、辛辣、白酒，须知。

很多人后背上也会长痤疮，此多为痰湿中阻，可予黄芩、土茯苓、藿香、薏苡仁、法半夏、牡丹皮等。我曾在网上看到过一个治疗痤疮的方子，方为土金茶 15g、林兰 15g、黄波罗 15g、婆婆丁 15g、枇杷叶 10g、赤芍 15g、山豆根 15g、乌扇 15g、野菊花 15g、金银花 15g、菘蓝 15g、大青叶 10g、一见喜 15g、连翘 15g、当归 15g、甘草 6g。乍一看挺吓人的，超过半数的药我都没听过，查询以后方知土金茶是炒黄芩，林兰是石斛，黄波罗是黄柏，婆婆丁是蒲公英，乌扇是射干，菘蓝是板蓝根，一见喜是穿心莲，全都是我常用的药。中药的别称很有意思，如五味消毒饮里有紫花地丁，其实还有一味黄花地丁，那就是蒲公英了，婆婆丁、黄花地丁、耩褥草都是蒲公英的别称，此外亦简称公英。天津一金姓富商曾求诊于施今墨先生，言道自己乏力疲惫、食欲不佳、大便稀溏，吃过天津名医陈方舟先生 3 剂药，觉得没什么效果。施先生一查舌脉，舌淡少苔、细缓无力，再一看陈先生的方子，四君子汤，药证相符啊，但金先生坚持认为陈先生的方子无效，一定要施先生开个方子。施先生沉吟片刻，写下鬼盖三钱、杨枪三钱、松腺五钱、国老三钱，并叮嘱金先生要连服两周。两周后，金先生的身体大有好转，便命人准备厚礼去京城谢施先生，施先生说："要谢就谢陈先生，我不过是改了名称和剂量，为他抄方而已。"

　　附：赵某，女，37岁，某综合医院康复科主治医师。主诉皮肤出油严重，毛孔粗大，偶然在医院图书室看到山西科学技术出版社出版的《七十名中医临证特效方》一书中有治"该症"之方，问我是否可以照方抓药。原方：大枫子8g、赤芍12g、丹参12g、生石膏15g、生地黄12g、土茯苓12g、金银花12g、连翘12g、知母12g、黄芩12g，冬瓜子15g、生甘草12g、枇杷叶10g、葛根12g、升麻12g、麻黄10g、桂枝10g。余观其舌质暗，另诉痛经，偶有胸痹。加减为：大枫子5g、白花蛇舌草30g、茶树根30g、麻黄8g、桂枝10g、葛根12g、升麻12g、冬瓜子15g、丹参30g、虎杖20g，7剂。

黄褐斑

尚某某，女，40岁。

面部淡褐色皮损，边界清晰，形状不整。无鳞屑，无自觉症状，日晒后加重。舌暗红少苔，脉沉细。

方药：

当归10g　熟地黄10g　生地黄10g　赤芍10g

川芎6g　桃仁10g　红花6g　益母草15g

柴胡6g　枳壳6g　玫瑰花6g　白芷6g

7剂。

◆ 医话：

本例病人黄褐斑以血瘀为主，故用血府逐瘀汤加减。血府逐瘀汤即桃红四物汤合四逆散加牛膝、桔梗而成，故选桃红四逆汤养血活血。患者因有热象，故易白芍为赤芍，加生地黄，再加益母草增强活血之效。取四逆散中的柴胡、枳壳，加玫瑰花疏畅气机。白芷引药直达头面。

不难看出本方除了应用当归、赤芍、川芎、桃仁、红花、益母草活血以外，另有柴胡、枳壳、玫瑰花三味理气之品。因黄褐斑多与肝郁有关，所以黄褐斑以血瘀为主的用血府逐瘀汤，以肝郁为主的用逍遥散或丹栀逍遥散。肺主皮毛，若为肺气不舒，可用袁尊山大夫的经验方舒肺散斑汤（荷叶6g、防风10g、蝉蜕6g、桔梗10g、百合10g、浙贝母15g、淡竹叶10g、木通10g、瓜蒌皮10g、法半夏10g、芜蔚子10g、甘草6g）。

黄褐斑是女性从青春期到绝经期均可发生的疾病，发于绝经期的黄褐斑多为肾阴不足，用六味地黄丸。若阴阳俱虚，用二仙汤。若兼有脾虚，可用钟以泽大夫的经验方三黄汤（黄芪30g、黄精30g、熟地黄30g、茯苓30g、白术30g、当归30g、香附15g、白僵蚕10g）。

清代林之翰写的《四诊抉微》有句话："气由脏发，色随气华。"内脏的疾病不一定反映在皮肤上，但皮肤的变化一定与脏腑的虚实、气血的盛衰有关。西医同样认为除了日光等外界因素，雌激素、孕激素的失调，都会造成面部皮肤色素沉积。

本病病程较长，故后期以丸药缓缓图之，并配合中药面膜外敷。现在很多人都有用面膜的习惯，贵的进口面膜非常贵，其实越贵的化妆品越应该慎用。人的皮肤和身体各项机能一样，一定是一个从生长到衰老的过程，效果越明显就越"逆天"，添加的化学制剂也就越多，皮肤的负担也就越重。我曾经遇到过一个30多岁的皮肤干燥综合征的患者，他无意中和我说了一句很重要的话：

"我平时还用艾洛松抹脸，一开始挺有效的，但后来就不行了。"听到这句话我大为震惊。艾洛松是什么？有过皮炎或者湿疹经历的朋友可能知道，艾洛松是皮肤科激素药，该类药物可加快皮肤新陈代谢，如果是为了治病，自然是可以科学使用，但如果当作美容品长期使用，那么加速新陈代谢就意味着加速衰老。

无论是中医还是西医，对激素药的使用都十分慎重。浙江中医药大学的郑武大夫是宁波中医医院的男科专家，他分享过一则阴囊湿疹病人使用艾洛松导致皮肤变薄的案例，提醒大家皮肤薄弱部位应慎用激素药。中山医科大学的林秉奖大夫在医学院任教，他是西医皮肤科副主任医师，也告诫学生们慎用激素药。此外，艾洛松是甲类非处方药，非处方药 OTC 分甲、乙两类，甲类的标志是红底白字，不良反应相对较强，乙类的标志是绿底白字，不良反应相对较弱。

很多中医药大学的学生都有自制中药面膜的经历，中药面膜多取自天然动植物，相对安全。比较有名的中药面膜是七子白，顾名思义就是白术、白及、白蔹、白芍、（白）茯苓、白僵蚕七味带"白"字的中药。我对七子白不完全认可，比如白僵蚕这味是动物药，相对来说可能会更容易引起过敏。国家级名老中医刘燕池教授说脸部皮肤非常娇嫩，即使是用中药也要慎重。刘老已80 高龄，仍在国医堂出诊，我前不久见了刘老一面，真称得上是鹤发童颜，相信与他的养肤理念密切相关。所以在配制面膜时，要做到可以内服的程度。

我取七子白中较为安全的白术、白芷、茯苓三子。《药性赋》上说："（白术）主面光悦，驻颜祛斑。"白芷和白术更是传统美容佳品，另加丹参或益母草活血祛瘀。诸药打粉后，用维生素 E 乳调和成泥，敷在脸上，待 15 分钟后洗净即可。维生素 E 乳北京医院和北京协和医院都有生产，也可用大宝代替。曾给一友人之亲戚处方白术、茯苓、党参、丹参打粉调敷，此人觉得每日敷面甚是麻烦，竟自行将外敷改为内服，结果仍有效用。

激素依赖性皮炎

刘某，女，50岁。

面部激素依赖性皮炎1年，皮损以红斑为主，舌红无苔。

方药：

青蒿15g　鳖甲15g　生地黄12g　知母9g

牡丹皮9g　黄芩6g　银柴胡6g　女贞子9g

槐花9g

7剂。

◆ 医话：

　　激素依赖性皮炎是近年来出现的皮肤病，是长期使用糖皮质激素的不良反应，"黄褐斑"一节中提到的艾洛松就属于糖皮质激素。除了自行滥用以外，一些不正规的美容院为了留住顾客，在其自制的护肤品中加入大量的激素，以达到明显的"护肤"效果。

　　该病属中医"药毒"范畴，属实证的多为湿毒、热毒，大抵用茵陈蒿汤或赵炳南先生的凉血五花汤（红花、鸡冠花、凌霄花、玫瑰花、野菊花或金银花）加减；属虚证的或为热灼阴液，用青蒿鳖甲汤加减，或为苦寒伤阳，用白通汤加减。

　　本例患者舌红无苔，是阴虚之象，故以青蒿鳖甲汤为主方，加女贞子、银柴胡滋阴清虚热。黄芩清肺燥湿，肺主皮毛，且黄芩有抗炎和抗过敏的作用。槐花凉血止血，能使血不妄行。服药时嘱用空军总医院所制之润肤霜，该药以人参皂苷为主要成分，益气活血。1周后患者反馈"激素脸"明显好转，效不更方。

皮肤过敏

叶某某，女，28岁。

主诉面部皮肤因用某护肤品过敏半个月，皮损以红斑为主，感觉灼热。平素饮食不节，喜食肥甘。舌红苔白腻，脉滑数。

方药：

薄荷 10g　牛蒡子 12g　蝉蜕 10g　紫草 10g

白鲜皮 10g　茯苓皮 15g　冬瓜皮 20g　地肤子 15g

银柴胡 10g　百合 20g　熟地黄 20g　生甘草 10g

7剂。

◆ 医话：

皮肤过敏多由外部刺激引发，但究其根本，还是要归结于内部的虚证或实证。有的人天生就是过敏体质，去医院查过敏原能查出好几项；有的人患有多种过敏性疾病，过敏性鼻炎、过敏性哮喘、过敏性紫癜……这些都是中医"特禀"的范畴。

属于虚证的多为先天禀赋不足，这类人多面色㿠白、自汗恶风、易感风邪，可用玉屏风散加减。玉屏风这个名字起得非常好，比喻服药后就像有一面屏风立在你身前，为你抵挡风邪。而且这面屏风还是玉的，非常宝贵。玉屏风散仅三味药：防风、黄芪、炒白术。防风即有屏风之意，是治疗风寒表证的常用药，与黄芩、连翘等配伍亦可用于风热表证。黄芪和白术都是补气药，以达益气固表之效。

属于实证的多为平素饮食不节，湿热内蕴，复感外邪，发于肌表，可以用消风散加减。消风散虽为治风剂，但兼顾清热、祛湿及养阴血，是我常用的方剂之一，我以此方加减治疗多种风、热、湿证，所用甚广。本例病人处方之药虽非消风散，但亦颇有消风散之意。方中薄荷、牛蒡、蝉蜕宣毒透疹，紫草、白鲜皮清热解毒，茯苓皮、冬瓜皮、地肤子健脾渗湿，百合、熟地黄滋阴养血，生甘草调和诸药。银柴胡清虚热，又是祝谌予教授"过敏煎"中的一味药。

过敏，包括"过敏性鼻炎"一节中提过的组织胺，都是舶来词，但中医也有专门对付它的方剂，如祝谌予教授的过敏煎、王琦教授的脱敏方（乌梅、蝉蜕、赤芝、防风）。有的朋友不明白治过敏为什么要用乌梅、五味子酸收固涩。《素问·至真要大论》中说："风淫于内，治以辛凉，佐以苦，以甘缓之，以辛散之；热淫于内，治以咸寒，佐以甘苦，以酸收之，以苦发之；湿淫于内，治以苦热，佐以酸淡，以苦燥之，以淡泄之；火淫于内，治以咸冷，佐以苦辛，以酸收之，以苦发之。"过敏性疾病风邪多与热、湿、火邪交缠，故需以酸佐助。

中医在治疗过敏性疾病时，应以中医思维思考问题，随证用药。本例病人二诊时皮损明显改善，加大青叶15g、侧柏叶10g，凉血以增强疗效，嘱再服5剂。

心律失常

徐某某，女，25 岁。

本例病人是我的好友周某某的朋友的女友，我们一行五人相约去近郊春游。病人一路上少言寡语，午饭前其男友转述其身体不适，在车上休息，午饭不必相候。我率众人前往其车上看望，见病人双眉紧蹙，自言其"胸口像有块大石头压着"。余测其心率，108 次 / 分钟，细问之下，既往无心脏病史，无家族史。舌淡红、苔薄白，脉细数。余以毫针刺其左右内关、神门二穴，不留针，并嘱其男友前往附近药店购买人参生脉饮。其男友电话告知药店并无人参方生脉饮，只有党参方。我续问是否有归脾丸，其男友回复有，便嘱其一同买回。病人先服党参方生脉饮 1 支，约 5 分钟后服人参归脾丸大蜜丸 1 丸，其后众人陪同前往市区医院。病人途中睡着约 40 分钟，醒后自觉"巨石压胸感"已无，呼吸顺畅。余再测其心率，已降至 75 次 / 分钟。为稳妥起见，仍前往医院检查。约 30 分钟后心电图查见交界性心率，81 次 / 分钟，因症状已无，急诊医师嘱回家观察、不适随诊。

方药：

党参 10g　麦冬 10g　炙甘草 12g　阿胶 6g

桂枝 6g　木香 6g　丹参 6g　酸枣仁 12g

7 剂。

◆ 医话：

本例病人虽有心悸，但神志清楚，无黑蒙、眩晕，初步判断并非急危重症。余查其舌脉，为气血两虚之象，故针刺内关、神门，此二穴为治疗心悸之常用效穴，可养心气、安心神。生脉饮即方剂生脉散的成药，原方用的是人参，现常以药性平和的党参代替，故分人参方和党参方两种，用于急症自然以人参大补元气为佳。此药益气养阴，用于气阴两虚所致的心脉痹阻甚效。因恐党参成药药效不够，故加益气补血、健脾养心的归脾丸。其实成药归脾丸也分"人参方"和"党参方"，人参归脾丸用的是人参，直接称归脾丸的往往用的是党参。以日常保健而言，用党参或者更为平和的太子参是正确的。另外市场上还有一种人参健脾丸，是主要治脾虚积食的，一字之差，不可不察。

本例病人应为交界性心动过速。正常的心跳是窦房结控制左心房、右心房、左心室、右心室四腔产生的，所以叫窦性心律。病人可能由于房室传导阻滞，故出现交界性心率。西医对交界性心动过速产生的原因并不十分明确，除了洋地黄中毒、下壁心肌梗死和心肌炎外，未见明显异常者往往不予治疗，大抵亦可自行恢复。在本例救治中，我不敢说如果没有我的行针和用药，患者就不会自行恢复，但用中医思维辨证施治，绝对是有益无害的，所以我们离开急诊后，病人请我开方调理。

我仍以党参、麦冬益气养阴，加炙甘草养心复脉；阿胶补血滋阴，助党参、甘草充养心脉；桂枝温通心阳；木香行气调中；丹参活血祛瘀，使补而不滞；酸枣仁宁心安神。本方取生脉饮之党参、麦冬，又有炙甘草汤之益心气、养心血、振心阳之意。炙甘草汤又名复脉汤，心主血脉，炙甘草汤是治疗气血不足之"脉结、代，心动悸"的常用方，后世《温病条辨》中的"复脉辈"都是由炙甘草汤演变而来，有的《方剂学》教材称其为补气补血第一方。加酸枣仁安神养心，则是受归脾汤的启发。是以本方虽只八味药，但兼有生脉散、复脉汤、归脾汤三方之意。

后来在北京中医药大学听何庆勇老师的讲座，他说炙甘草汤要用生甘草，现在的炙甘草应该叫蜜炙甘草，而生甘草反而更接近原方。其后在弘医堂听裴永清老师讲《伤寒论》时，裴老亦反复强调仲景之方不能用炙甘草，尤其是白虎汤，这是大是大非的问题。此外，清代伤寒学家柯韵伯认为炙甘草汤中的麻仁应该是枣仁，写作麻仁是传写之误。

我现在用炙甘草汤治疗心律失常的剂量一般是生甘草 20g、煨姜 15g、党参 12g、生地黄 45g、桂枝 15g、阿胶 9g、麦冬 15g、酸枣仁 15g、大枣 60g、砂仁 6g。煨姜长于温中止呕，用于缓解心悸时的恶心呕吐。炙甘草汤药性壅滞，故加砂仁（后下）醒脾行气。补气补血的剂量一般是生甘草 12g、生姜 9g、党参 6g、生地黄 30g、桂枝 9g、阿胶 6g、麦冬 10g、酸枣仁 10g、大枣 20g，阿胶可用熟地黄 10g 代替，生姜可酌情改为干姜 3g。原方还有"清酒七升"，这里不是特指日本清酒，而是清澈透明之酒，或解释为酒之上层清液，一般用黄酒即可。我的好友黎崇裕医师每年都会给我寄两瓶他妈妈亲自酿的江西客家黄酒，是用他家自己种的糯米酿的，味道甘美可口。有一回给暂住在我家的朋友煮炙甘草汤，因家中有洋酒，我便选同样为谷物酿制的威士忌入药，亦无不可。

其实心悸一症，属虚证者并不常见，多为心血瘀阻，当重用丹参，以血府逐瘀汤为主方；痰浊瘀阻者，用瓜蒌薤白白酒汤加减。虚证属心阳虚衰者，可选桂枝龙骨牡蛎汤加减。

李祥舒老师有一则经典的水凌上焦心悸案在 1983 年载于《北京中医杂志》。此案中患者因劳动而汗出过多，汗为心液，故损伤心阳。阳气不能下温肾水，肾水寒而不化，上凌于心以致心悸。患者曾经某医院诊断为冠状动脉供血不足，按冠心病治疗半个月无效。李师取《伤寒论》之苓桂枣甘汤，仅茯苓、桂枝、大枣和炙甘草四味药，培土制水。水饮一去，则诸症自消。

我自从学习针灸以来，常于包中携带一次性毫针及聚维酮碘、棉棒，其实并非只是我，很多学过中医针灸的人都是如此。但非医疗行业的朋友对此大为不解，一些和我关系不错的朋友更是劝我不要给陌生人扎针，以免吃上官司。我曾经认真思考过这个问题，如果有陌生人突然倒在我的面前，而我又有足够的救助能力，那么我到底是救还是不救？我的答案是肯定的。我曾在《学医的意义》一文中得出过"当仁不让"这个结论，我会在我可控的范围内全力施救。教我急救的老师说："我国心脏猝死病人的抢救成功率不足美国的十分之一。"美国由于急救知识和 AED（自动体外除颤器）的普及，往往可以在黄金 3 分钟内开始心肺复苏和自动除颤，大大提高了抢救的成功率，而休克超过 5 分钟，就开始了不可逆的脑损伤。孙思邈说："人命至贵，重于千金。"假设你的亲人在外突然发病，而周围恰好有一位掌握基本急救技能的人，你是希望他全力以赴还是袖手旁观？我想大部分人都会选择前者。那么我们应该从自身做起，主动对他人伸出援助之手。与其事后内疚，不如平日里练好功夫，让自己问心无愧。

附：今年春节，我跟父母去看望怀柔诗词楹联学会的前辈魏明俊老师，魏老师送了我一本他主编的《怀沙河畔栗乡情》，该书详细介绍了怀柔区渤海镇 600 年的板栗栽培历史。阅读此书时，我不忘回想着栗子的中药学属性。此物味甘、性平，归脾、肾两经，除了健脾补肾以外，还可以活血止血，是个药食同源的好东西。

回到家后，有个朋友找我看"病"，他说自己最近经常"看不见"东西，比如东西就在目之所及的地方放着，但自己经常找不到，需经旁人提醒才能发现。另外病人还心烦，胸闷，食欲不佳，燥热难眠，小便黄，大便溏。舌红苔黄，脉沉数，左手寸脉尤弱。我跟他说："大过年的，我尽量不让你吃药。"我写下"怀柔板栗 10 枚去壳、葱叶（小葱的绿色部分）10 茎、栀子 10g、淡豆豉 10g、党参 30g、旋覆花 10g 与板栗同包煎，黄酒 20ml 为引。"

这是《辅行诀》里的调神补心汤，其中栀子配伍香豉又是《伤寒论》里的栀子豉汤。《伤寒来苏集》上说："栀子苦能泄热，寒能胜热，其形象心，又赤色通心，故除心烦愦愦、懊侬结痛等症。豆形象肾，制而为豉，轻浮上行，能使心腹之邪上出于口，一吐而心腹得舒，表里之烦热悉除矣。"党参调补中气，旋覆花活血通络。

调神补心汤是《辅行诀》里的五"救诸劳损病方"之一，救诸劳损病方皆为一君、二臣、四佐使，四佐使又为谷佐使、畜佐使、果佐使、菜佐使，对应《黄帝内经》的"五谷为养、五畜为益、五果为助、五菜为充"。该方栀子为君，党参、旋覆花为臣，淡豆豉为谷，板栗为果，葱叶为菜，必要时加畜类血肉有情之品。

此方已有参药补益脾气，再用板栗，是取其补肾强筋之效。生肾水、息心火，坎离既济，可转生化之机。

肺癌

张某某，男，68岁。

某肿瘤医院诊断为肺癌晚期，予以化疗，但因无法耐受不良反应而中止，现于乡下家中静养。医师告知其家属，癌细胞已扩散。我见患者精神尚可，自诉易感乏力，咳嗽痰多，胸闷食少，眠尚可，便溏。舌淡红，舌体胖大，苔白腻，脉滑。

方药：

白花蛇舌草 30g　半夏 15g　胆南星 15g　苍术 10g

白术 10g　茯苓 10g　猪苓 10g　党参 20g

藿香 10g　陈皮 6g　附子 12g　炙甘草 6g

7剂。

◆ 医话：

本例病人虽为肺癌，但其根本还是脾虚生痰。笔者在本书中多次强调脾和肺的关系，读者不可不知。方中的白花蛇舌草和半夏是抗肿瘤常用药，其中白花蛇舌草对肺癌和妇科肿瘤尤效，半夏、胆南星亦可温化寒痰。胆南星也是肿瘤科常用药，多用于痰核癌肿。苍术、白术、茯苓、猪苓、党参、藿香健脾利湿，并资生化之源，以收扶正固本之效。苍术、藿香辛香化浊，以期神香温通。陈皮理气调中，使补而不滞，且兼燥湿化痰。附子回阳救逆，补火以助半夏、胆南星温寒。甘草调和诸药。

纵观全方，以健脾燥湿、温化寒痰立法，仅用了几味抗肿瘤药。在现代药理学的帮助下，我们发现一些中药有抗肿瘤作用，适当地加到方子里，可以提高疗效，这是好事。添加这些药物时，要考虑到它们的中医属性，不要与方剂的根本思路相反，更不要本末倒置，"存中药、灭中医"。我曾见过一位癌症患者，笃信中医，发现病情后一直在某知名诊所服中药治疗。患者仲夏时节在家中穿着秋冬季节的衣服，自诉得病后尤其怕冷。余观其舌苔，确实一派寒象，再看其处方，竟纯是半边莲、白花蛇舌草、山慈菇等寒凉之品。这些药虽有抗肿瘤作用，但寒凉伤胃，更损元阳。阳气一衰，人就快完了。如此"中药西用"，远不如直接看西医科学安全。

郝万山教授也讲过一个病例："当年东直门医院有一位发热患者，高热不退，因为有细菌感染，所以用了很多抗生素，也用了辛凉解表、苦寒解毒的中药，都没有效果，后来请宋孝志老中医会诊。宋老发现患者畏寒喜温，开了附子、干姜、红参……这些都是大热的药，在西医和受西医思维影响的中医看来是在火上浇油。结果患者吃了宋老的方子后病情确实没有加重，烧也慢慢退了。其实这就是《伤寒论》中'病人身大热，反欲得衣者，热在皮肤，寒在骨髓也'的真寒假热证，我们说透过现象看本质，那么一味地迷信数据是不是也是一种错呢？"

中医治疗癌症的扶正固本法和祛邪解毒法我在"扁桃体癌"一节中已有提及。其中扶正固本除了扶助正气以外，还须注意阴阳是否偏颇。而祛邪解毒方面，属热毒的自然是清热解毒，但亦有不少属寒毒或寒湿的，再用寒凉之药无异于杀人害命。对于寒湿所致的肿瘤，广州中医药大学的赵亮教授提出病在上焦者用小青龙汤，病在中焦者用理中汤，病在下焦者用真武汤。赵老师善用经方，我在北京中医药大学听过一场他的讲座，受益匪浅。

化痰软坚是中医治疗癌症的又一大法。清代医家高锦亭有云："癌瘤也，五脏瘀血浊气痰滞而成。"这位高医师虽然名声不著，但其传人王旭高却是大有名气。中医自古便有"顽症多痰"的说法，癌症的形成亦多与痰、血、气的积聚郁结有关，因此治疗该类癌症患者应以化痰软坚、活血化瘀、理气解郁立法。

赵软金老师治疗癌症以调神为主，多选神门、百会、四神聪、神庭、本神、神堂、神道、神阙、神封、神藏诸"神"穴，多配八会穴，即中脘、章门、膻中、膈俞、大杼、绝骨、阳陵泉、太渊。用药多选芳香开窍及芳香化湿之品，如麝香、安息香、龙脑香（冰片）、苏合香、檀香、降香、丁香、沉香、木香、藿香、茴香等。要知道癌细胞之所以难以被杀灭，主要因为它可以欺骗我们的免疫机制，让我们的免疫系统休眠、瘫痪，甚至为其提供帮助，躲避放疗和化疗的攻击，而神香疗法能够让我们的免疫系统"清醒一点"。神香温通是我非常认同的疗法，不只是癌症，很多疾病包括亚健康状态都可以神香温通。我的经验是针刺百会、神门、三阴交，用药时酌加苍术10g、厚朴10g、陈皮6g、橘皮4g、石菖蒲8g。陈皮即橘皮之陈久者，功效较陈皮为佳，但陈皮偏苦、橘皮偏辛，故余平素入煎剂多选陈皮，代茶饮多选橘皮，今令二者以3：2之比例合用。

癌症是毋庸置疑的顽症，除了积极治疗以外，健康的生活方式也是治癌、防癌的关键因素，希望大家科学应对癌症。

肝硬化

胡某某，女，64岁。

主诉慢性肝病，要求中药调理。既往肝硬化腹水史，伴胆结石。刻下腹水已消，谷丙转氨酶116U/1，谷草转氨酶141.5U/1，时有双下肢水肿。舌红苔薄白，脉细。

方药：

女贞子12g　墨旱莲12g　冬瓜皮15g　车前草10g

生鸡内金6g

14剂。

◆ 医话：

本方系保肝利胆汤加减，是我很久以前从一本名叫《老中医临床经验选编》的书上摘抄下来的，具体出自何人已不可考。原方为鲜茅根60g，鸡内金6g，女贞子、墨旱莲、柏子仁各12g，生地黄15g，冬瓜皮、陈葫芦、车前子各9g。全方养肝滋阴、利水消肿，主要用于肝硬化腹水症。我取女贞子、墨旱莲滋阴养肝为君，患者虽然腹水已消，但时有水肿，故取冬瓜皮、车前草利水消肿。车前草与车前子功效相似，而又能清热解毒，且易于煎煮。取鸡内金是因其有化石之效，以生品为佳。二诊时，加蒲公英15g，再进14剂。

1个月后，其女儿微信告诉我，患者复查生化，谷丙转氨酶已降至22.4U/1，谷草转氨酶亦降至48.7U/1，当地主诊医师称赞疗效显著，建议继续予中药治疗。我嘱其女儿继续在当地找中医师抄方抓药14剂，其女儿言其平日里一个人"不好好吃饭"，担心其营养不够，希望我于方子酌加补益气血之品，我回复"加山药15g、龙眼肉10g"。

患者1个月后再次复查生化，总胆红素上升至32.7umol/1，直接胆红素升高至8.7umol/1，其他指标未见明显异常。当地医师看了我的方子后，认为是龙眼肉导致胆红素升高，停服中药1周后复查，总胆红素果然降至22.7umol/1，直接胆红素降至5.2umol/1。

此事对我震撼颇大。龙眼肉和山药均是药食同源之品，记得小时候姥姥家常备桂圆（龙眼肉）等干鲜果品招待客人，我亦常以山药、紫薯或芋头蒸食代餐，除了过食桂圆可能导致上火以外，此前我并不认为这两味药会造成什么影响。但本例病人患肝病日久，每日服用含有龙眼肉的汤药，自然会导致其胆红素升高，是以每用一味药都须深思熟虑，不可大意。

肝硬化一症又称肝硬变，可由多种疾病引起，中医认为大抵由于情志郁结、湿热内蕴，以致肝失疏泄、脾失健运。早期肝硬化多以疏肝理气为主，方用逍遥散加减，若有慢性肝炎湿热蕴蒸者，方用三仁汤加减。肝硬化有腹水者，可用十枣汤攻逐水饮。十枣汤有甘遂、大戟、芫花三味峻下之药，颇为峻猛，故须配伍大量大枣扶正补脾。郝万山教授说大枣是十枣汤中的君药，犹如刘邦"不能将兵，而善将将"。

李祥舒老师审阅本章时指出，肝硬化的治疗应注重恢复肝的功能、改善肝的形态，在辨证的基础上酌加补益、通络和软坚药。此外，使用十枣汤时应严格控制剂量，一剂不中可再服，再服不中不可再服。

胆结石

胡某某，女，64 岁。

肝硬化伴胆结石，肝硬化经治疗后转氨酶已降至正常范围，要求继续服中药溶化结石。彩超查见囊内数枚强回声团，较大者直径约 1.2cm。

方药：

柴胡 10g　白芍 15g　枳实 10g　炙甘草 10g

生鸡内金 10g　金钱草 30g　海金藤 15g　郁金 12g

14 剂。

◆ 医话：

　　胆结石又名胆石症，既可单独出现，亦常伴肝硬化出现。胆结石的病因与肝硬化相似，肝胆郁结、湿热滞结，或二者兼而有之。中医治疗结石的高明之处在于杜绝结石之源。石头不是外来的，而是内结的，不是凭空出现的，而是日积月累。既然是脏腑失衡导致了结石，那么调节好了脏腑，石头怎么来的就会怎么消失。如果单纯排石、碎石，甚至手术取石，不能从根本上解决问题，假以时日，石头就会再结出来，甚至还会出现更为严重的疾病。

　　我这次用的是四逆散合四金汤。因胆结石多有寒热往来、恶心呕吐等少阳证的症状，故可选少阳证的主方小柴胡汤加减。但化石并非一日之功，柴胡升散，黄芩、半夏性燥，长期服用恐耗伤阴血，故以四逆散代替。

学过《伤寒论》的朋友可能要问了，四逆散是少阴证的方子，怎能代替少阳证的小柴胡汤？我们先来看小柴胡汤的方解：柴胡透解半表之邪，黄芩清泄半里之热，人参、甘草、大枣益气扶正，生姜、半夏降逆和胃。再来看四逆散：柴胡解郁升清，枳实行气泄浊，甘草和中益气，白芍和血敛阴。其中柴胡配黄芩、柴胡配枳实，都是一升一降、一散一清，且两个方子都有甘草居中调和、益气扶正。罗大伦曾对比小柴胡汤和四逆散在《伤寒论》中的方证，认为四逆散是小柴胡汤的轻剂，不无道理。我们知道治疗感冒的阿司匹林和布洛芬可以治痛经，常用于治疗月经病的逍遥丸可以治抑郁症，那么我们在学习《伤寒论》时，同样不能拘泥于原文。四逆散与小柴胡汤相比，虽然力道稍逊，但多了和血敛阴且柔肝止痛的白芍，自然更为合适。

或许有朋友还会问，大柴胡汤既有白芍，又有攻下的大黄，为什么不用？诚然，大黄、芒硝一类的攻下药确实可用于排石，但正是由于其清泄效果太好，涤荡肠胃，所以不取。例如本例患者，耳顺之年切不可轻予大黄、芒硝之品。而且少阳病是禁用下法的，少阳是弱阳，用下法不但不能起到祛除的作用，而且只会白白地耗伤少阳的阳气。我以四逆散合四金汤，其中鸡内金已在治疗肝硬化时用过，它是鸡的砂囊内壁，可化滞消积。金钱草、海金藤利水通淋，尤其是金钱草，是化石之要药。四金汤原方中用的是海金沙，但海金沙需要包煎，还会影响口感，会影响病人长期服药的依从性，故改为功效相似的海金藤。郁金活血行气、清热利湿，能从根本上杜绝结石之源。

本例病人服药两周后，改用丸剂缓缓图之。1个月后复查彩超，最大结石已化至直径9mm，且患者此前腹部偶有痛感，服药后未见发作。嘱继续服丸药。

抑郁症

赵某某，男，23 岁。

情绪低落，善太息，胸闷，西医诊断为抑郁症。纳呆，眠差。

舌红苔薄白，脉弦。

方药：

柴胡 18g　生龙骨 20g　生牡蛎 20g　党参 10g

茯苓 10g　桂枝 6g　黄芩 10g　姜半夏 9g

熟大黄 6g　生姜 6g　大枣 10g　煅磁石 15g

7 剂。

◆ 医话：

抑郁症属中医郁证范畴，元代的《丹溪心法》将郁证（实证）分为气郁、血郁、痰郁、火郁、湿郁、食郁，明代的《赤水玄珠》则按五脏分为心郁、肝郁、脾郁、肺郁、肾郁。笔者认为，抑郁一症累及多脏，以肝气郁结为主者，多用柴胡疏肝散加减，兼脾虚者，用逍遥散加减，化火生热者，用丹栀逍遥散加减，肝经湿热者，用龙胆泻肝汤加减，气滞血瘀者，用抵当汤加减，气滞痰瘀者，用半夏厚朴汤加减。本例患者即是肝郁之象，因眠差不寐，故选柴胡加龙骨牡蛎汤。柴胡加龙骨牡蛎汤也是治疗肝气郁结的经典方剂，原方中的铅丹有毒，故以磁石代替。

在此多说一句逍遥散，本书多次提到这个疏肝解郁的方子，并言若见肝郁化火，则予丹栀逍遥散，那么如果没有热象，反见舌质淡白呢？我们借鉴北京中医药大学陈慎吾先生的经验，用辛温的桂枝代替辛凉的薄荷，我称之为调味逍遥散或温逍遥散。

除了肝郁实证以外，另一常见证型我称之为心神不宁虚证，多见精神恍惚或喜怒无常，舌淡脉细，可用甘麦大枣汤养心安神（浮小麦需重用）。若肝郁、心弱均不明显，当细查肾气之强弱。抑郁症日久不愈，往往累及肾脏，此时当以调肾为主。若属肝肾阴虚，用一贯煎加减；若属脾肾阳虚，可用四逆汤加减。四逆散、四逆汤，虽一字之差，但功效迥异。四逆散（柴胡、黄芩、甘草、白芍）调和肝脾、透邪泄热，四逆汤（附子、干姜、甘草）温中散寒、回阳救逆，初学中医者不可混淆。

笔者治疗抑郁症时，常于方中酌加郁金、远志、石菖蒲、百合、知母等，兼食郁者加焦山楂、焦神曲、焦麦芽，兼嗳气者加旋覆花、代赭石，失眠严重者加龙骨、牡蛎、磁石、琥珀。所以中医治疗抑郁症，既可从根本上调节脏腑，还能很好地缓解症状。此外，还可针刺内关、大陵、神门等穴，血瘀严重者可以用三棱针或1ml注射器的针头点刺舌下络脉放血，实证者可以点刺大椎穴5到6针后拔罐放血。通过针刺、拔罐、拿肩等方式，还可增加与患者的肢体接触，传播正能量，帮助患者早日走出阴霾。

乳腺增生

贾某某，女，26岁。

主诉乳腺增生5年，平素情绪低落，悲忧善哭，月经偶尔提前3至5天。舌淡红苔薄白，脉弦。

方药：

柴胡10g　当归10g　白芍10g　白术10g

炙甘草6g　薄荷6g　墨旱莲10g　女贞子10g

橘核10g　丹参10g　法半夏9g　牡蛎20g

7剂。

◆ 医话：

　　乳腺增生属中医乳癖范畴，多由情志所致。细心的朋友会发现，最近几节总是提到肝失疏泄、肝郁气滞这一情志因素，这就是人们常说的"病都是从气上来的"。除了肝失疏泄以外，就是脾失健运、脾虚湿盛这一饮食因素。人们说"病从口入"，我认为这个致病因素不仅是不洁的食物，更是油腻、生冷等不适的食物，同时也包括不当的补品。第三个因素我认为是肾失所养。虽然按照医书上面的说法是心失所养，但我认为肾的养护也很重要。肾是先天之本，虽然不像脾这个后天之本一样需要我们每天用水谷去滋养，但也不能随意耗伤，最耗伤肾的行为就是熬夜。所以吃好、睡好、心情好是防病的三大必要条件。

　　那么说回乳腺增生，乳腺增生的三大证型分别是肝郁气滞、

乳腺增生

痰瘀互结和冲任失调。本例病人即属肝郁气滞，用逍遥散加减。其中合二至丸滋养肝肾之阴，加橘核、丹参行气活血，橘核还可散结。半夏化痰散结，牡蛎软坚散结。

若属痰瘀互结，可用海藻散坚丸加减；若属冲任不调，可用二仙汤加减。

本病可自行用手法从外向内按摩，但不要用力过猛，更不要去捏，以免对腺体和导管造成损伤。本病为良性增生性疾病，若无恶性病变，仅需定期复查，同时保持心情舒畅，不要有心理负担。经期的胀痛是正常的，坚持治疗即可，但若发现肿块变大、变硬，须及时就医，以免发生恶性病变。

我后来在弘医堂听裴永清老师的《详解伤寒论及临床应用》，裴老说此病若有瘀热之象，合抵当汤效果更佳。我一般用抵当汤的方法为：大黄6g、水蛭6g、桃仁10g、䗪虫10g代虻虫，诸药同煎，大黄无须后下。若用颗粒剂，则选酒大黄。

呃逆

金某，男，23岁。

主诉易发呃逆1年余，餐后偶有饱胀，有慢性胃炎，牙龈红、易出血。口干食少，眠差，疲劳。舌红苔薄白，脉细数。

方药：

北沙参10g　麦冬10g　玉竹10g　生地黄15g

太子参15g　黄芪10g　白术10g　柿蒂6g

蜜枇杷叶10g　牡丹皮10g

7剂。

◆ 医话：

呃逆俗称打嗝，即气逆上冲、喉间呃呃之意。偶尔打嗝不用在意，但如果呃逆频发，就要引起注意了。早在《黄帝内经》中就有关于呃逆（哕）的记载，《灵枢·口问》："谷入于胃，胃气上注于肺，今有故寒气与新谷气俱还入于胃，新故相乱，真邪相攻，气并相逆，复出于胃，故为哕，补手太阳泻足少阴。"可见古人认为呃逆是寒气犯胃所致，并提出了针刺之法。

寒气犯胃确实会导致呃逆，常予丁香散加减。若是胃火上逆所致，予竹叶石膏汤加减。除了胃中寒热，呃逆还与情志有关。情志不畅，肝气郁滞，则胃气上逆、呃逆连连，可予五磨汤加减，化火生痰者可予旋覆代赭汤加减。

上述皆为实证，呃声多响亮有力。以下所述则为虚证，呃声气虚乏力。如脾胃阳虚导致的呃逆是阳气不足、升降失常、虚气上逆，故呃声低弱，可予附子理中丸加减。本例患者口干舌燥、夜寐不安、舌红苔少、脉细而数，是阴虚诸象。胃阴不足、胃失降润，故虚气上逆而致呃逆，予益胃汤加减。

方中沙参、麦冬、玉竹、生地黄养阴生津、和胃止呃，加柿蒂、枇杷叶降逆下气。其中柿蒂为治疗呃逆之要药，主方降逆之力不足时，均可于方中加入柿蒂。患者因有神疲乏力，且有胃病史，故加太子参、黄芪、白术补气养胃。牡丹皮既能清血分实热，又能清阴分伏热。此外，本方可酌加冰糖取其甘宁津还之意。此外，呃逆不止可针刺内关、足三里，擅长使用火针者还可刺合谷。

我少年时自拟过一个止嗝汤，方为柿蒂 6g、陈皮 6g、竹茹 10g、丁香 3g、旋覆花 10g、代赭石 15g、党参 10g、枇杷叶 10g、姜半夏 9g、赤茯苓 10g、炙甘草 3g、生姜 3 片，亦有丁香散、旋覆代赭汤之意。旋覆花需要包煎，但旋覆花很轻，会浮在水面上，以致有效成分难以尽得，所以施今墨先生主张代赭石与旋覆花同包煎。我用旋覆代赭汤一般是旋覆花 15g、人参 5g 或党参 15g、西洋参 5g、生姜 25g、代赭石 5g、炒甘草 15g、生半夏 20g、大枣 10g。有的医生代赭石习惯开到 15g 或 30g，若依仲景原意，代赭石用量宜轻，使其作用于中焦，倘若用量过重，则药力直抵下焦。

急性腹泻

那某某，男，25 岁。

腹泻 2 天，每日 10 余次，呈水样，伴腹痛。自服奥美拉唑肠溶胶囊，无效，剧组医生予甲磺酸左氧氟沙星，亦未显效。刻下舌红苔黄腻，脉未及。患者因工作原因，无法前往医院检查。余嘱其买蒙脱石散 1 盒，急服 3 袋，口服补液盐 1 盒，代水频服，如无亦可用普通盐水代替。此外停服奥美拉唑，左氧氟沙星既已开始服用，可按疗程吃完。另予中药。

方药：

葛根 10g　黄芩 10g　黄连 10g　甘草 3g

香薷 6g　苍术 10g　茯苓 10g　木香 3g

3 剂。

饭前 1 小时服蒙脱石散，除第一次服 3 袋外，以后每次 1 袋，腹泻止住后即停服。饭后半小时服左氧氟沙星，饭后 1 小时服中药。

◆ 医话：

　　本例病人以舌象而论，属中焦湿热之证，故予葛根芩连汤。又因正值盛夏，且泻下如水，加香薷清暑化湿。苍术、茯苓增强化湿之力。木香理气以止腹痛，且与黄连相配，有香连丸之效。中药煎煮需要时间，故先服蒙脱石散止泻。但长期服蒙脱石散会造成便秘，所以嘱咐患者止泻即停。患者腹泻次数较多，予盐水以防脱水。此外，奥美拉唑的作用是抑制胃酸，药不对症，不能再用。左氧氟沙星是抗生素，在没有化验确认为细菌感染的前提下，原则上也不能用。但患者既已开始服用，我认为还是按疗程吃完比较好，否则会产生耐药性。

急性腹泻多为感染性疾病，为稳妥起见，可前往医院行肠道急诊检查。西医治疗急性腹泻的药主要分为三类，一类是以左氧氟沙星为主的抗菌药，但在没有确认为细菌感染的前提下，还是不用抗生素为好。盐酸小檗碱也属抗菌药，就是以前所说的黄连素，可以常备。第二类是以蒙脱石为主的吸附药，这类药的止泻效果非常好，所以现在常备蒙脱石散的人也很多，但切记不可长期服。第三类是以双歧杆菌乳酸菌三联活菌胶囊（培菲康）和地衣芽孢杆菌活菌胶囊（整肠生）为主调节肠道菌群药，培菲康需要冷藏保存，整肠生则无特殊的储存要求，所以整肠生用得多些。临床上三类药往往根据情况联合使用。

中医称急性腹泻为暴泻，也分为三类。第一类是寒湿困遏证，症见泻下如水、腹痛肠鸣。本例患者虽然也有泻下如水和腹痛，但舌苔是湿热之象，而寒湿困遏证的舌苔应该是舌淡苔白，故以湿热论治。寒湿困遏证应予藿香正气散，或藿香正气类成药芳香化湿。第二类是湿热中阻证，症见便色黄褐、舌苔黄腻、脉濡数或滑数，应予葛根芩连汤，成药可予枫蓼肠胃康颗粒。第三类是食滞内停证，亦有腹痛肠鸣，同时伴有不欲饮食、嗳腐，应予保和丸。

或许有的朋友会问，藿香正气类成药常用来治夏季腹泻，怎么又成治疗寒湿的代表方了？那么我要反问这些朋友，谁说夏季腹泻不能是寒湿？夏季过食生冷瓜果，困遏脾阳，这不就形成了寒湿困遏吗？藿香正气类成药是祛湿剂，方中很多药材都是温性的，正是散寒化湿之效，所以我们用藿香正气治疗中暑时，只能用于阴暑，就是从一个非常热的环境突然到了一个非常冷的环境，包括喝冷饮、吃冰棍，阴寒所伤的情况。而从一个非常冷的环境突然到了一个非常热的环境导致的阳暑就不能用藿香正气类成药了。

　　附：我 2019 年在云南出差时，剧组里很多工作人员先后出现了不同程度的腹泻，其中一人找我医治时，主诉腹痛难忍，伴有腰酸，喜温喜按，舌淡胖，自服黄连消炎胶囊两日，无效。此为寒湿困遏证，当予藿香正气剂。我当时正好在看人民卫生出版社出版的《三因司天方解读》，其中有"六己之年，岁土不及，民病飧泄……肌肉瞤酸……主方白术厚朴汤"。试予生白术 10g、制厚朴 10g、姜半夏 10g、桂心 10g、广藿香 10g、青皮 10g、炮姜 15g、炒甘草 15g，5 剂。此方燥湿温中，与藿香正气有异曲同工之妙。然而我对运气之学所知尚浅，以运气方治病目前仅此一次耳。

　　在缺少药物的情况下，可以通过针灸的方法止痛止泻。如针刺天枢、气海、足三里，如果是寒证，宜温针灸。

慢性腹泻

穆某，男，25岁。

主诉溏泄6年，食油腻后尤甚。餐后饱胀，腰酸。舌淡苔白，

脉沉细。

方药：

党参15g　茯苓12g　白术10g　炙甘草10g

山药10g　莲子肉10g　扁豆10g　薏苡仁10g

砂仁6g　补骨脂10g　肉豆蔻10g　吴茱萸10g

五味子6g　大枣10g

7剂。

◆ 医话：

中医称慢性腹泻为久泄，多由脾虚湿盛所致。饮食不节导致脾胃受损，脾虚湿盛而致运化无权，故见久泄，予参苓白术散加减。本例患者兼有腰酸脉沉，是为脾虚日久、伤及肾阳，合四神丸温肾健脾。

参苓白术散一方在本书提及较少，但临证时无论作为方剂还是成药，都很常用。作为补气剂，它的特点是健脾渗湿，其余补气剂如四君子汤是补气的基础方，补中益气汤的特点是升举清阳（升麻、柴胡），生脉散是气阴双补（麦冬）。方中党参、茯苓、白术、甘草就是四君子汤，共为君药，山药、莲子肉、扁豆、薏苡仁共为臣药，砂仁芳香醒脾为佐。还有一味使药桔梗，我以前

一直想不明白健脾的方子里为什么要用宣肺的药，直到某天翻看中医基础理论的教材，看到"肺又主肃降，通调水道"这九个字时，恍然大悟。参苓白术散是健脾渗湿剂，桔梗虽然性主升浮，但宣通肺气，肺主肃降、通利水道，不也相当于桔梗作为使药打开一条通路吗？所以清代医家冯楚瞻说："（桔梗）通天气于地道，而无痞塞之忧也。"但本例患者湿邪不盛，所以不用桔梗。有的病人大便初硬后溏，这也是中阳不足所致。

中医内科学的教材上还记录了一种久泄的证型，是为肝气犯脾。脾之健运与肝的正常疏泄密不可分，易怒紧张导致的肝郁不舒会影响到脾的运化功能，这就叫木郁克土。这种腹泻与情绪有关，每当情绪波动之时，腹痛欲泻，泻后痛缓，偶有矢气、嗳气、胸闷食少、脉弦等，治疗用泻肝补脾的痛泻要方加减。

祝谌予先生在他的《祝谌予经验集》中增加了一种慢性腹泻的证型，叫寒热凝结，即脾胃升降失常，寒热同时凝结于中焦，症见口干口苦喜冷，但进食生冷又腹痛腹泻，故应寒热平调、辛开苦降，予半夏泻心汤。

祝谌予先生认为，久泄严重者，应肝、脾、肾同治。他将健脾渗湿的参苓白术散、藿香正气散，温肾健脾的四神丸、甘姜苓术汤和泻肝补脾的痛泻要方合五为一，化裁为一方，余以为甚妙，抄录如下：苍术、白术各10g，茯苓10g，炙甘草6g，炒山药10g，薏苡仁30g，苏梗、藿梗各10g，白芷10g，陈皮10g，芡实10g，补骨脂10g，肉豆蔻10g，吴茱萸3g，五味子10g，干姜10g，白芍10g，防风10g。方中苍术、白术、茯苓、甘草、山药、薏苡仁、苏梗、藿梗、白芷、陈皮、芡实健脾渗湿，四神丸、甘姜苓术汤温肾散寒，白术、白芍、陈皮、防风疏肝理气。藿梗一般药房不备，个人认为可直接用藿香代替。

既然上面提到了半夏泻心汤，我们再来说说《伤寒论》里的"治利四法"。半夏泻心汤、生姜泻心汤、甘草泻心汤通过调理升降治疗腹泻，所以叫燮理升降法；理中汤包括附子理中汤是温中补虚法；赤石脂余粮汤是涩肠固脱法；五苓散是"利小便、实大便"法，治疗水走后阴造成的腹泻。

这四种方法可以与我上面提到的四种证型参照补充。中医治疗腹泻之法虽多，但切不可乱用，否则即使是理中汤这样的方子也会造成"利益甚"。有个杭州的医生朋友说自己很小的时候有一次腹泻不止，医院一边给输盐水，一边让吃蒙脱石散。其实蒙脱石散就相当于是《伤寒论》里的赤石脂禹余粮汤，是涩肠固脱的，可人还是腹泻不止，眼看就快不行了，这时候有个中医大夫说赶紧用车前子煮水喝。这是利小便实大便法，如此才把腹泻止住，把人给救了回来。

便秘

陈某某，女，40岁。

便秘3年余，排便困难，不吃酵素无法排便。易怒，月经量少。舌淡黯苔薄白，舌体胖大有齿痕，舌下瘀。刻下距末次月经25天。

方药：

当归9g　白芍48g　川芎24g　茯苓12g

白术12g　泽泻24g　火麻仁15g　郁李仁9g

生何首乌15g　制何首乌15g

3剂。

◆ 医话：

便秘看似小病，但我接触过的几位严重便秘患者病情都绵延数年，久治不愈，可谓苦不堪言。中医治疗便秘，绝非简单地使用泻下药，古代医家已将便秘分为风秘、热秘、虚秘、气秘、湿秘等，那么我也按照这个分类来论述。

热秘一般是肠胃积热，这个最好理解，可以用《伤寒论》中的麻子仁丸治疗。《伤寒论》第247条："趺阳脉浮而涩，浮则胃气强，涩则小便数，浮涩相搏，大便则硬，其脾为约，麻子仁丸主之。"趺阳脉是脚上的脉，我们一般切的脉叫寸口脉，还有一处在脖子上，叫人迎脉。脾约就是便秘的意思。麻子仁丸的实质是"二仁一芍小承气"，小承气汤在《伤寒论》三个承气汤中通便的效果最好。

有热秘自然也有冷秘，即脾肾阳虚证。脾阳要依靠肾阳的温养才能正常地发挥运化作用，肾阳不足，阴寒内生，故脾虚不运，可用济川煎加减。

冷秘即是阳虚秘，与气虚秘、阴血虚秘共为虚秘。气虚秘是指脾气不足，传导无力，以致糟粕内停，可用黄芪汤加减。另据丁氏痔科验方，可以用铁棍山药一根，去皮、打碎，加水煎煮，待凉后饮。丁氏第八代传人丁泽民教授是南京中医药大学终身教授，新中国中医肛肠科创始人之一。

阴血虚秘即阴血亏虚，津不润肠。《难经》有云："气主煦之，血主濡之。"濡，是润泽的意思，故可用润肠丸加减。这里的润肠丸指的是《沈氏尊生书》里的润肠丸，即生地黄 30g、当归 20g、麻仁 10g、桃仁 10g、枳壳 5g。这类病人还可以用蜜煎方外用，蜜煎方出自《伤寒论》，其实就是蜂蜜栓。很多患者习惯用开塞露，开塞露对缓解症状确实有效，但没有治疗的作用，而使用蜜煎方治疗便秘，尤其是津不润肠导致的便秘是可以治本的。

气秘指气郁秘，肝失疏泄，导致气机郁滞、通降失常，可用六磨汤加减。我知道六磨汤这个方子是因为很久以前有一位产科医师问过我剖宫产术后病人是否可以服用四磨汤，剖宫产术后病人排气以后才能进食，所以病人询问是否可以服用四磨汤促进排气。四磨汤成药的说明书上写着孕妇禁用，但不知道哺乳期妇女能不能用，科室里都是西医，以前没开过这个药，所以也不确定。这位医师与我关系甚好，后来私下问我，我查阅资料，见四磨汤虽有人参益气扶正为佐，但终究是破气之峻剂，不利于妇女产后虚弱之体，不宜予成药，但是可以请中医科医师加减处方。后来看到一篇文章，广东针灸名家伍天民老师隔葱盐灸天枢、上巨虚治疗腹部术后腹胀（须避开切口），或可用此法。而四磨汤（乌药、沉香、槟榔、人参）去人参，加枳实、木香，就是五磨汤，再加大黄（泻下）就是六磨汤。这位医师当时还问了我一个问题："如何治疗未足月孕妇的痔疮？"痔疮易发生在孕妇身上，常用的药物是马应龙麝香痔疮膏。众所周知的是，麝香容易导致孕妇流产，所以她只敢给足月的孕妇开麝香痔疮膏，未足月的孕妇便无药可用。为此我查阅书籍，看到广东中医学院1971年编著的《中医学新编》中记载了一个用黄柏和甘草煎水坐浴的方法。

有气郁秘应该也有血郁秘，祝谌予先生在他的著作中提出这一证型，他认为血郁秘症见排便困难、腹痛、小便不利，或有水肿。舌淡黯，脉弦。血郁秘多见于腹部手术后肠粘连或不完全肠梗阻，治宜疏肝健脾、养血通便，用当归芍药散加减（此前提到的剖宫产术后病人或许亦可用）。本例病人方用当归芍药散，不仅因为舌淡黯，更因其月经量少、舌体胖大有齿痕。当归芍药散除了治疗"妇人腹中诸疾痛"以外，也是调经的好方子，日本很早就根据仲景原方制出成药，用治痛经和月经不调，现在美国也制出了，但我国尚无此方成药。方中除了当归、白芍、川芎养血活血，另有白术、茯苓、泽泻健脾渗湿。此外加入火麻仁、郁李仁润下通便，何首乌生用润肠，制用助当归、白芍养肝血（肝藏血）。

附：当归芍药散中白芍用量独重，若作汤剂，当归为9g，白芍按比例应是48g，远超教材及药典规定用量，恐引起腹泻等不适。我的建议是当归6g、白术8g、茯苓8g、白芍（酒炒）18g、川芎12g、泽泻12g，或直接按当今习惯用酒当归12g、生白术10g、茯苓12g、酒白芍15g、川芎10g、泽泻10g，酌加丹参、党参、扁豆、郁金或虎杖。我有一段时间独爱经方，并且认为经方应该按照原剂量、原比例使用，现在想来一味固守大是有违先师本意。《伤寒论》原文："观其脉证，知犯何逆，随证治之。"仲景先师尚且有加葛根、加附子、重用芍药等变化，后世传人当学仲景之意，而非守仲景之方。

便
秘

盗汗淋漓

陈某，男，30 岁。

主诉盗汗淋漓，燥热心烦，小便黄，脉数，舌红苔薄。

方药：

当归 10g　生地黄 10g　熟地黄 10g　黄芩 10g

黄柏 10g　黄连 10g　黄芪 20g　麻黄根 10g

浮小麦 30g

7 剂。

◆ 医话：

　　盗汗淋漓指的是盗汗严重，大汗淋漓，有的湿透衣服，有的湿透床品。可能有人觉得湿透床品说得夸张，我第一次听到有人盗汗盗得床都湿了也觉得有些不可思议，但见的病人多了，发现这不是个案。

　　中医历来十分重视"汗"，大家都知道中医看病的四大法宝是"望闻问切"，关于这"问"诊，明代医学家张景岳曾作《十问歌》，第一句就是"一问寒热二问汗"。根据出汗的时间不同，异常出汗分自汗和盗汗，醒着的时候出汗叫自汗，睡着的时候出汗叫盗汗。自汗多是阳气虚弱，不能固摄，以致津液外泄。而盗汗则多是阴气虚弱，不能固摄。但有一种盗汗以冷汗为主，伴手脚冰凉或四肢不温，这种也是阳虚，故而判断阴虚还是阳虚不能单纯以自汗和盗汗决定，须参考其他症状、舌脉等。

本例患者是典型的阴虚火旺证，治宜滋阴泻火、固表止汗，予当归六黄汤。当归六黄汤出自《兰室秘藏》，顾名思义，就是当归加上生熟地黄和黄芩、黄连、黄柏三黄。其中当归养血润燥，生熟地黄滋补肾阴、以阴制火，三黄分清上、中、下三焦之火，黄芪益气固表。因患者盗汗严重，故加麻黄根和浮小麦以强固表止汗之效。应用当归六黄汤时，如患者纯虚无火，应去苦寒之三黄，改用玄参、麦冬等养阴增液。

患者1周后病情大有好转，去黄芩、黄柏，加牡蛎、白术，再予7剂收尾。黄芪、白术如果再加防风就是玉屏风散，玉屏风散同为固表止汗剂，主要用于气虚多汗。根据邓铁涛教授的经验，用玉屏风散治疗汗证时，比例应为防风：黄芪：白术=1：4：5。此前已经说过可以用它治疗皮肤过敏和预防感冒，但已经感冒者须加减使用，该方加辛夷和苍耳子还可治鼻炎。

后来我在某微信公众平台上看过一则平顶山中医医院的医案，患者盗汗1年余，晨起枕面湿透，曾予玉屏风散合煅龙骨、煅牡蛎、浮小麦近1个月，黄芪重用至50g未显效。该院医师以六经辨证，辨为太阳表证，且脉沉（微弱），是桂枝二越婢一汤证，予该剂微微发汗，使其解表而不伤津，最终3剂而愈。

还有一种盗汗集中在阴囊，这个叫阴汗，多为湿热下注，但也有例外。王琦教授曾用血府逐瘀汤加减治阴汗一则，并言肝脉不畅，血瘀水停，郁而化热，热迫汗出，则见阴汗者有之。这就是肝郁血瘀证了。

传统医学博大精深，绝不可只因一个症状就给出绝对的判断。

附：曾治一盗汗者，伴咳嗽迁延两个月，昼轻夜重，舌红苔少，脉细。予柴胡12g、醋鳖甲20g、地骨皮30g、盐知母20g、乌梅10g、青蒿10g，7剂。此为柴胡鳖甲汤方，1周后随访，诸症悉减。

干燥综合征

> 周某某，男，25岁。
>
> 主诉来北京后自觉皮肤干燥伴痒，2015年曾患面部皮炎，
>
> 外用艾洛松缓解，愈后多次复发。平素口干喜饮，舌淡红，
>
> 舌体胖大有齿痕，苔白腻有裂纹。
>
> 方药：
>
> 北沙参15g　麦冬15g　玉竹15g　天花粉15g
>
> 炒白扁豆30g　生甘草9g　当归9g
>
> 5剂。

◆ 医话：

　　干燥综合征应属中医燥证范畴，燥和风、寒、暑、湿、火并称六淫，它们是气候特征，也是中医认为的致病因素。皮肤干、口干都是燥的表象，进而还会发生咽干、唇干，甚至爪甲不荣等症状。既然有燥邪，那我们就来滋阴润燥。治疗干燥综合征常用的方子是滋燥养荣汤：酒当归12g，生地黄、熟地黄、炒白芍、酒黄芩、秦艽各6g，防风、甘草各3g。肺为娇脏，燥邪往往首先侵袭肺脏，所以用生地黄、熟地黄补肾水而清肺金，黄芩泻肺热。肺主皮毛，肺金清润，皮肤就可以得到滋润。当归合芍药养血润燥，还能配合生地黄、熟地黄滋养阴血。秦艽活血养筋，甘草调和诸药。大家可以发现，这个方子防风用得很少，因为防风在这个方子里是作为使药的，取其发散之效，使诸药能够充分达表润燥。

治疗本例患者时，我没有选择滋燥养荣汤，而是用了沙参麦冬饮。沙参麦冬饮是吴鞠通《温病条辨》里的方子，清肺养胃、生津润燥。方中沙参、麦冬清养肺胃，其中北沙参滋阴之力强于南沙参；玉竹、天花粉生津解渴。天花粉生津的效果非常好，治疗咳嗽时，患者如果有口干的症状，我都会加上这味天花粉。此方重用扁豆、甘草，是取其益气培中之效。患者舌胖苔腻，是脾虚之象。尤其重用扁豆，因其可健脾化湿，同时克制滋阴药的甘寒滋腻。吴鞠通的沙参麦冬饮中还有一味桑叶，可清宣燥热，但患者并无热象，故舍去不用。患者偶有风痒，历来"治风先治血，血行风自灭"，所以加了一味养血活血的当归，这也是滋燥养荣汤里有当归、白芍、熟地黄这些养血药的原因。我另治过一位患者，舌苔黄干，属湿热内蕴证，予葛根芩连汤加减。

我常用的止痒药是苦参和地肤子，但苦参大苦大寒，是四大苦药之一，我轻易不给别人用，或用到丸药里。本例病人不在发作期，无需加止痒药，所以我只用了治血的当归。治疗皮肤瘙痒我常用的方剂是消风散，此方配伍严谨，非常值得学习。很多书上在讲方剂配伍时都以麻黄汤为例，但我爱举消风散的例子：方中荆芥、防风、牛蒡、蝉蜕疏风透邪为君；苦参清热燥湿，苍术芳香化湿，木通利水渗湿，石膏、知母清热泻火，俱为臣药；湿热浸淫，易伤阴血，故有生地黄、当归、胡麻养血活血、滋阴润燥为佐；甘草解毒和中、调和诸药为使。

我应用消风散时常于方中加紫草、金银花、连翘以加强清热之效，加地肤子以加强止痒之效。其中石膏煎药时须先下，偶尔以栀子代替。我曾用消风散给一位同仁治皮肤瘙痒，7剂后患者反馈皮肤瘙痒明显好转，但双下肢出现水肿，不知是否与服药有关。消风散里的木通（一般用6g）用的多是关木通，曾有报道称大剂量使用关木通（60g）会导致急性肾功能衰竭，所以此后我常以地肤子或泽泻代替。胡麻就是黑芝麻，不属常用药材，有的医院不备，可用养阴的麦冬代替。

消风散的精髓在于解表、清热、祛湿三药同用，同时兼顾阴血。所以按照这个思路，消风散不仅可以治疗皮肤病，还可以选择其他药物治疗外感病。即使这个方子看起来面目全非，但核心还是消风散的思路。

此外，我们现在说的消风散一般是指明代陈实功《外科正宗》上的方子，其实早在宋代的《太平惠民和剂局方》上就出现过这个名字。我曾治过一个湿重于热的皮肤瘙痒症患者，兼有头痛，用局方消风散：荆芥穗 10g、防风 10g、羌活 10g、蝉蜕 10g、广藿香 10g、茯苓 10g、川芎 10g、炒僵蚕 10g、党参 10g、炒甘草 10g、制厚朴 6g、蒸陈皮 6g，效果亦佳。

附：我有一次治一过敏性紫癜患者，组方亦参考消风散思路。防风 9g、蝉蜕 6g、黄柏 12g、连翘 15g、苍术 9g、薏苡仁 30g、槐角 9g、牛膝 12g、太子参 30g、当归 12g、墨旱莲 12g、五味子 6g、乌梅 12g。此方既有消风散思路，防风、蝉蜕、五味子、乌梅，散与收之间又有过敏煎思路；黄柏、苍术、薏苡仁、牛膝是四妙丸，以针对过敏性紫癜湿热下注之病机。

荨麻疹

汤某某，男，26岁。

主诉皮肤瘙痒月余，曾自服抗组胺药，又于某院中医科就诊，诊断为荨麻疹（血虚风燥证），予当归饮子合八味消风饮（生地黄、连翘、红花、桃仁、白鲜皮、地肤子、僵蚕、蝉蜕）加减，并配合针灸，服药时症状缓解，停药后即复发，严重时夜不能寐，疲劳，风团色淡红，皮肤划痕呈阳性。舌淡苔薄白，舌体胖大有齿痕，脉弦缓。

方药：

生黄芪30g　当归15g　酒白芍15g　制黄精30g

荆芥15g　白鲜皮15g　麸炒枳壳15g　蛇床子15g

栀子10g

5剂。

◆ 医话：

中医称荨麻疹为瘾疹。西医认为，荨麻疹是具有剧烈瘙痒的一过性水肿性风团的皮肤黏膜过敏性疾病，是患者对某些食物、药物、吸入物及感染等产生的变态反应所致，多予抗组胺药。

西医对荨麻疹病因的分析主要依靠过敏原检测，但有相当一部分患者检测不到过敏原，只能解释为假阴性，同样予以抗组胺药相试。中医对荨麻疹的分型甚多，笔者经过整理，主要总结为风寒束表、风热犯表、脾虚湿热、血虚风燥四种证型。

风寒束表者风团色淡微红，以暴露部位为重，感风着凉则甚，得热则减。舌淡苔薄白，脉浮紧。可视情况予麻黄汤、桂枝汤、桂枝麻黄各半汤或荆防败毒散等辛温解表剂加减。需要注意的是，赵炳南先生的荆防方虽然也以荆芥和防风二药命名，但却不是治风寒的，防风通圣散亦然，故初学中医者不可因名选药、因名选方。

风热犯表者风团色鲜红，遇热则甚，得凉则减。舌红苔黄，脉浮数。治疗时多予消风散加减。

脾虚湿热者风团色红，舌红苔腻或黄腻，脉滑或滑数，笔者多选赵炳南先生的多皮饮加减，用之甚效。方为：地骨皮9g、五加皮9g、桑白皮15g、姜皮6g、大腹皮9g、白鲜皮15g、牡丹皮9g、茯苓皮15g、冬瓜皮15g、扁豆衣15g、木槿皮9g。本方是赵炳南先生根据明代王肯堂《六科证治准绳》中的五皮饮加味而得。王肯堂这个人也很有意思，他和他的父亲、祖父都是进士，他的祖父王皋任过知府，迁山东按察副使，他的父亲王樵任过右都御史。其中知府相当于现在地级市的市委书记兼市长，是从四品，按察司是地方监察机关，也可以理解为司法机关，副使是正四品。右都御史是督察院长官，是正二品。都察院是中央监察机关，明太祖废除宰相后，都察院和六部一样直接对皇帝负责。王肯堂出身书香门第，为官宦之后，用现在的话说就是官三代。他因母病而志于医，后其妹病重濒死，但经王肯堂救治后竟痊愈，于是找王肯堂延诊求方的人越来越多，其父王樵认为从医是"不务正业"，下令禁止。后来王肯堂做翰林检讨时（相当于在国史馆工作，是从七品），因上书抗倭主战，以"浮躁"降罪，遂称病辞归，重研医理。

王肯堂最后做官做到福建参政，参政属布政司，与按察司、都指挥司合称三司，是地方行政机关，参政一职为从三品。医学方面他不但精研伤寒，更与来华传教士利玛窦相交，融合西方解剖学，对外科和眼科的发展做出了极大贡献。王肯堂兴趣广泛，所学甚杂，他和董其昌以书画相交，书法深入晋人堂室，他还研究过历算和佛学，这些对他丰富知识结构、开展医学研究十分有益。

历史上很多名医都不是专职医师，再如后来的傅山，是著名的思想家，梁启超称其与顾炎武、黄宗羲、王夫之、李颙、颜元五人是清初六大师。他对书法、绘画、武学、宗教、商学、饮食等均有研究，他最有名的医学著作《傅青主女科》至今仍然受到医家们的广泛重视。

傅山的故事要说又要写很多，咱们还是继续说荨麻疹吧。赵炳南先生将五皮饮（桑白皮、地骨皮、生姜皮、大腹皮、五加皮）中的生姜皮改为干姜皮，取其辛温和胃（但很多药房不分生姜皮和干姜皮，只有姜皮），另加白鲜皮、粉丹皮、赤苓皮、冬瓜皮、扁豆皮、川槿皮。其中茯苓皮、冬瓜皮、扁豆衣、大腹皮健脾利湿，白鲜皮、木槿皮祛风止痒，粉丹皮凉血活血，地骨皮、桑白皮泄肺而清皮毛。

荨麻疹还有一种证型是血虚风燥，风团色淡红，午后或入夜加重，皮肤划痕呈阳性。舌淡红少苔，脉沉细。

本例患者风团淡红，入夜加重，皮肤划痕呈阳性，舌淡苔薄，脉缓，确实是血虚风燥证，但细查其脉，右关尤弱，结合舌象和疲劳的症状，可知脾虚尤在血虚之上，应于方中酌加补气之品，如合四君子汤。我当时正好在网上看到安徽名老中医张显臣的顽痒汤，觉得药证相符，便拿来一用。原方为：生黄芪20g（经久不愈者可加至40~60g），黄精30g、当归20g、酒白芍15g、荆芥15g、白鲜皮15g、麸炒枳壳25g、蛇床子15g。值得一提的是，黄精归肺、脾、肾三经，滋阴润肺、补脾益肾；蛇床子温肾燥湿，既可内服，又能外用，沈绍功先生的师父叶心清先生就喜欢用蛇床子配地肤子、苍耳子三子止痒。当时我不知道枳壳为什么重用至25g，所以减为15g，后来看到《中国中医药报》上的一篇文章，作者用桂枝汤加减治疗顽固性皮肤瘙痒症，也用了枳壳，他说枳壳据古籍记载有祛风止痒之效。我查阅资料，确实看到如《药性论》中说："（枳壳）治遍身风疹，肌中如麻豆恶痒。"患者因有热象，故加栀子清热泻火。

相信大家经常遇到服药有缓解、停药即复发的患者，笔者认为多是方不对证，方中只有治标的药起了作用，没从根本上解决问题，或是方中只有一两味药对证，效力不够。我初学中医之时，喜欢从期刊和经验集类的书上摘抄专病专方，这类方子虽然有效，但往往收效甚慢，因为在组方时要考虑到这种病症的各种证型，每种证型的药都要用一些，所以宏而不专。很多不懂中医的朋友总会问"有没有某某病的秘方？"其实中医哪有什么秘方，就是辨证（体）加辨病，其中辨证为主，辨病为辅。中医可以不会辨病，但是一定要会辨证。

此外，治疗慢性病人一定要做收尾工作，很多病人认为病好了就可以不遵医嘱、不去复诊，这是不对的。本例病人服完5剂后基本痊愈，余少予参苓白术散5剂收尾以防复发。

很多传统疗法对荨麻疹也很有效，我常针刺曲池、合谷、风市、血海、百虫窝、足三里、三阴交，委中放血，耳尖放血；亦常在神阙拔罐，留罐3分钟，反复3次；亦可选荆芥、苦参、白鲜皮、地肤子、蛇床子等煎水药浴。

广东中医学院1971年编著的《中医学新编》中提到反复发作的荨麻疹可能与肠道寄生虫有关，可在辨证的基础上加入使君子、槟榔等驱虫药。广安门医院庄国康教授善用磁石、代赭石、龙骨、牡蛎等重潜药，是一大特色。我还读过广东名医欧阳卫权主任用六经辨证治疗荨麻疹的文章，当传统分型不足以应对患者复杂的病机时，从六经、卫气营血论治，都不失为新的思路。

湿疹

袁某某，男，21岁。

主诉阴囊湿疹2个月，在象山旅游时阴囊及阴茎夜间瘙痒剧烈，于某三甲医院皮肤科就诊，予艾洛松（外用）、枸地氯雷他定、美能。因瘙痒剧烈而抓破阴囊，造成皮肤感染，行动不便，经人介绍改于另一家三甲医院皮肤科专家处就诊，予葡萄糖酸钙合0.9%氯化钠（静推）、地塞米松合呋锌油（外用）、诺思达、肤痒、诺邦等。治疗时有效，但停药后多次复发。自服防风通圣丸、龙胆泻肝丸、当归苦参丸等中成药，亦有缓解，拟求中医治疗。刻下阴囊皮肤潮红伴痒，轻度肿胀。舌红苔黄稍腻，脉滑。

方药：

全蝎6g　皂荚6g　皂角刺12g　黄柏9g

枳壳9g　苦参6g　白鲜皮15g　威灵仙12g

槐花15g　制远志9g　石菖蒲6g　合欢皮15g

马齿苋30g

7剂。

◆ 医话：

　　湿疹中医称湿疮，多因久居湿地，或过食生冷甜腻，湿邪内生所致。皮损可为红斑、渗液、结痂及脱屑等。中医主要将湿疹分为湿热浸淫、脾虚湿蕴和血虚风燥三种证型，基本对应西医的急性湿疹、亚急性湿疹和慢性湿疹。湿热浸淫型多予龙胆泻肝汤，脾虚湿蕴型多予除湿胃苓汤，血虚风燥型多予当归饮子。

本例病人虽非急性期，但舌脉仍是湿热浸淫之象，用龙胆泻肝丸是对证的。我用龙胆泻肝汤一般是龙胆草6g、栀子18g、生地黄15g、柴胡3g、黄芩12g、木通5g、甘草5g、当归6g、盐车前子12g、泽泻9g，但患者曾自服龙胆泻肝丸一盒，可能是剂量不够的原因，并未治愈，再予龙胆泻肝丸或龙胆泻肝汤加减，只怕患者对药物信心不足，影响疗效，索性弃之不用，改予赵炳南先生的全虫方加减，并针刺曲池、阴陵泉。

全虫方为：全虫6g、皂角刺12g、皂荚6g、炒蒺藜15g、槐花15g、威灵仙12g、苦参6g、白鲜皮15g、黄柏15g，功效息风止痒、除湿解毒，主治慢性湿疹、慢性阴囊湿疹、神经性皮炎、结节性痒疹等慢性顽固瘙痒性皮肤病。赵老常于方中加入枳壳9g，行气以清结热。此方虽然不是经方，但用药精准，组方严谨，当代医家多有推崇。刘方柏老师曾说："不予顿挫，痒焉能止？"对于反复发作之症，常规方法往往难以奏效，还有可能延误病机，这就需要医生直投药猛效高之剂。

全虫方还有个加减方，我有个朋友是舞蹈老师，每发风疹于运动后，我的另一位医生朋友辨证为表郁轻证，予桂枝麻黄各半汤（桂枝8g、白芍5g、生姜5g、炙甘草5g、麻黄5g、大枣8g、杏仁8g、蝉蜕6g、浮萍10g），可能由于药量较少，未显效。我改予赵老师的加减全虫方（主汗出当风，风邪客于肌表。全虫9g、生地黄15g、当归12g、赤芍9g、白鲜皮15g、蛇床子9g、浮萍6g、厚朴9g、陈皮6g、炙甘草9g）活血散风，效果显著。

许多止痒方加入全蝎后效如桴鼓，推敲原因，大抵是其平肝息风之故。止痒方多以疏散外风为主，配伍清热、祛湿、滋阴、养血之品，而热极风动，阴虚亦可生风，若不配伍平息内风之品，效果总是差强人意。全蝎有毒不宜久服，可用僵蚕、地龙或刺蒺藜代替，也有医生用乌梢蛇代替。

本例病人病程较长，且部位敏感，颇为痛苦，再加上多方求医无效，难免影响情志，而情志又能反作用于病情，为避免恶性循环，故在全虫方的基础上加入远志、石菖蒲和合欢皮安神宁神。我很小的时候听过一位名老中医的讲座，具体是哪位如今已经记不得了，他说他以前专攻内科，某天有位牛皮癣的患者来求诊，他说自己不擅长治皮肤病，请那位患者另寻高明，但患者说自己慕名而来，还望先生勉力一试。于是他开了一些常用的治疗皮肤病的药，并加入大量养心安神、疏肝解郁之品，三诊下来居然把皮科顽症牛皮癣治得很好，由此可知"畅情志"对治疗皮肤病的重要性。远志、石菖蒲配合欢皮是李元文教授的加味开心散，对皮肤病和性病伴心理障碍的患者，李教授都会于方中酌加。宁波第二医院皮肤科的韩宝康大夫是西医，他不能开远志、合欢皮这些中草药，但他也意识到心情对皮肤病的影响，所以他常配上乌灵胶囊这个治失眠的中成药。马齿苋清热解毒、凉血止血，治疗湿疹时既可内服，又能外敷。我嘱患者煎药时留存适量药液，待凉后用纱布蘸取，频敷患处（严禁热敷）。后来患者告知无法长时间敷药，我便让他买中成药炉甘石洗剂代替。炉甘石药力平和、刺激性小，能解毒敛疮，其中火煅后用三黄汤（大黄、黄连、黄柏）淬的制炉甘石外用治疗湿疹最好，但一般的炉甘石炮制做不到这种程度。由于炉甘石末不溶于水，所以使用炉甘石洗剂时应先摇匀，然后用棉棒蘸取用于患处。阴囊皮肤薄嫩，用药极需谨慎。

另据网络资料和河南科学技术出版社 2007 年出版的《王琦男科学》补充两种阴囊湿疹的证型。一种是风热外袭证，风热郁于肌表，血脉壅滞，故阴囊干痒、皮肤灼热，舌红苔薄黄，脉弦数（风热袭肝），可予银翘散，干燥严重者日常清洁后可抹大宝 SOD 蜜保湿，以免因干痒挠破皮肤。另一种是阳虚风乘证，肾阳不能温煦，风湿搏结，故阴囊湿冷、汗出瘙痒，舌淡胖，脉沉细，可予肾气丸。

中医治疗湿疹之方甚多，医师多据病程及患者实际情况加减处方，如裴永清教授常以薏苡竹叶散加苍术、防风治疗湿疹，因苍术、防风等健脾祛湿之药多具风性，以风能散湿、风能祛湿、风能胜湿耳。余求学时亦曾患此症，医生除予抗组胺药外，另予激素、抗生素等药，但经久不愈，无奈之下自拟一中药方，大抵有龙胆草、白蔻仁、薏苡仁、蝉蜕、野菊花、竹叶、枳壳、赤芍、牛膝（发于下肢），随症加减，共服 15 剂，并以米糠油泡紫草外用，竟获良效，从而也坚定了我钻研中医的想法。

紫草外用治疗湿疹的效果也很好，内服亦可，但用量不宜过大，以免造成泻下。紫草外用的方法很多，还可以用香油炸。我那时住在寝室，不能用火，所以只能油浸，而选用米糠油是因为印象中某位名老中医说过米糠油治湿疹这个偏方。有一年过生日的时候有位朋友送了两盒自制的紫草膏给我，她参考手工皂的做法，把紫草泡在橄榄油里，放在有阳光的地方晒一年，然后兑入热蜡调制成膏，气味芳香，效果也很好。

本例病人治疗五天后即反馈疗效甚佳，我改全蝎为刺蒺藜、僵蚕各 10g，又加蛇蜕 3g，再服 1 周，后又以桂枝汤加减调和营卫收尾。桂枝汤治皮肤病也是极好的，我少年时拟过一个皮肤病方，就是以桂枝汤为基础的：桂枝、白芍、甘草、生姜、大枣、蝉蜕、苦参、紫草、白鲜皮、地肤子、全蝎、女贞子，并言过敏性疾病加防风、银柴胡，兼血瘀者加当归、益母草，兼阳虚者加蛇床子，兼失眠者加朱砂冲服。此方于今天看来仍有可取之处，唯朱砂不宜擅用，可用牡蛎代替。牡蛎虽也重镇安神，但无朱砂清热解毒之效。

附：李祥舒老师审阅本章时指出，马齿苋外用以鲜品为佳，捣药取汁外敷。

体癣

王某某，男，23岁。

主诉左脚小趾有多个小水疱，某三甲医院皮肤科检查后诊断为足癣（脚气），予派瑞松，因听说内服当归龙荟胶囊可治此症，故向本人咨询。余查其舌脉，舌红苔薄白，脉弦。

方药：

黄柏 9g　苍术 12g　薏苡仁 15g　牛膝 6g

土茯苓 30g　白术 12g

7剂。

◆ **医话：**

　　体癣即人体感染真菌所致的皮肤病，中医认为"有诸于内，必形于外"，此症虽为外感，但亦与内在脏腑之强弱有关，犹如流行性感冒，相同条件下总是免疫力低者易患。足癣患者往往舌红苔黄腻、脉滑数，中医体质辨识为湿热，所以传统医学认为此症是脾失健运，水湿内停，蕴久化热，湿热下注，复感外邪所致，而当归龙荟胶囊中龙胆草、黄连、黄芩、黄柏清热燥湿，芦荟、大黄清热泻下，对于足癣属湿热证，尤其是热重于湿者确有作用。本例患者热象不重，用之并非十分适宜，故改予四妙散加减。四妙散中黄柏、苍术、薏苡仁分别燥湿、化湿、渗湿，再加上牛膝导药下行，对湿热下注者极为切证。土茯苓除湿解毒，且性味甘平，白术可配苍术健脾祛湿。

我还给了他一个足浴的方子，嘱水煎外用后再抹西药，效果更佳，方为青木香 60g、百部 30g、苦参 10g、地肤子 30g、黄柏 10g、艾叶 10g、川椒 6g。1 周后患者反馈水疱已消，内外均不更方，嘱再用 5 剂以防复发。青木香是马兜铃的根，国家已明令禁用，可以用土槿皮 30g 代替。药店曾问是否可以用木香代替青木香，我认为不行，看到网上有人认可，我实以为大谬矣！青木香是马兜铃科植物马兜铃的根，木香是菊科植物木香的根；青木香功效平肝止痛、解毒消肿，木香功效行气止痛、健脾消食。用木香代替青木香，就像是用茯苓代替土茯苓，既不对证，也不对症，岂可因名字相似就相同视之？西药普鲁卡因和普鲁卡因胺也是一字之差，前者是局部麻醉药，后者是抗心律失常药，从没见谁敢用普鲁卡因代替普鲁卡因胺。还有人狡辩说中药抓错也没关系，反正吃不好也吃不坏，就是这些人在毁中医。

中药学与中医学一样博大精深，例如赤芍和白芍都是芍药的根，前者清热凉血，后者养血柔阴。川贝母和浙贝母一主产于四川，一主产于浙江，前者长于化痰止咳，且寒性较弱，后者则长于散结消肿，二者价格相差 7 倍到 50 倍。晏子说："橘生淮南则为橘，生于淮北则为枳，叶徒相似，其实味不同，所以然何者？水土异也。"我们买水果尚且考虑产地，何况是药。

自然传播、生长在深山密林的人参叫野山参，人工撒种、生长在深山密林的叫林下参，人工种植、生长在大棚里的叫园参。生长在山沟里的附子为了生存，成就了大辛大热的体魄，所以驱寒回阳最是有效。种植在大棚里的附子产量虽高，但几代以后药效肯定不如野生的了。

炮制方法对药效的影响也很大。以半夏为例，生半夏长于消痞散结，经白矾、甘草、石灰炮制后的法半夏温性较弱，长于燥湿化痰，经白矾和鲜竹沥炮制后的竹沥半夏由温变凉，能清热化痰。有的药更是要经不同药物几蒸几晒，炮制数年，如此这般功效自然不同凡响。《伤寒论》中记载过一种甘澜水，又叫千扬水，就是把水扬起千遍，有人解释说水在扬的过程中会不断产生微小的真空泡，真空泡破裂时产生冲击波，从而使水分子之间电荷的排列更加有序，产生很强的电解特性。水扬千遍，或许真的有所不同吧。

此外，药用部位也会对药效造成影响。以当归为例，补血用当归身，破血用当归尾，和血用全当归。

我曾听过一场中药大师金世元先生的讲座，金先生说传统中医药行业对药师的要求特别高，因为药师是患者接触的最后一位专业人士，必须站好最后一班岗。药师不但要精通中药鉴别、中药炮制，还要会审方，为了患者的用药安全有权对禁忌配伍和超量用药提出质疑和拒绝调剂，相当于半个医师。现在的中药质量和掺假报道已经够让人忧心了，一些小药店还让非专业人士保管（储存）、售卖中药。一般的药放在药柜里，一个大格子里分三个小格子，每个小格子里放一种药，三种药的名称都写在大格子上。我就经历过买药时"药师"不认识药、对不上号的尴尬情况，如此下去中医难保不会亡于中药。

体癣

皮肤人工划痕症

姜某某，女，30 岁。

主诉自 1 年前行卵巢巧克力囊肿剥除术后皮肤不时作痒，无皮损，但用手抓后会留下明显的抓痕，色红，稍高于皮肤，可自行消退。眠差，疲劳，月经错后两到三天。舌淡苔薄白，脉沉细。

方药：

当归 10g　赤芍 10g　川芎 10g　生地黄 10g

荆芥穗 10g　防风 10g　生黄芪 50g　生何首乌 5g

蒺藜 10g　生甘草 5g　生姜 3g

5 剂。

◆ 医话：

　　我在荨麻疹案和湿疹案中都提过血虚风燥这一证型，痒乃风行表里之故，若外在风邪侵袭，可用消风散之类的方剂消散外风，若内在血虚生风，则以当归饮子之类的方剂养血祛风。女子以血为本，本易血虚，况且本例患者此前曾行大手术，有伤气血，血不荣肤，虚而生风，燥热作痒，当予当归饮子。

　　当归饮子以四物汤补血活血为君，四物汤自古便有两种配法，一种是常见的当归、白芍、川芎、熟地黄，另一种易白芍为赤芍、熟地黄为生地黄，针对的就是血虚燥热者。荆芥配防风祛风止痒，荆芥穗是荆芥的花穗，我们一般用荆芥是用它的茎叶和花穗，但是如果写荆芥穗就是只用花穗，解表之力更强。当归饮子原方中用的是荆芥穗，那我们也用荆芥穗吧。气为血帅，故用黄芪补气升阳，气充则血生，阳生则阴长。原方中黄芪的用量是当归的一半，我对此不太认同，气能生血，气能行血，气能摄血，自古补血剂中均配伍大量补气之品，如当归补血汤虽以当归为名，但当归的用量仅为黄芪的五分之一，何况本例病人兼有神疲乏力、少气懒言、脉细无力，更应重用黄芪补气。肝藏血主谋略，故叶天士称女子以肝为先天，用何首乌补肝血，更因其生品具有解毒止痒之功。蒺藜散风行血，甘草调和诸药，原方以生姜为药引，故酌用3g，以其发散之力鼓动气血达于肌表，取"血行风自灭"之意。

患者先用的是颗粒剂，没有生何首乌，便以制何首乌代替，效果不甚理想。我告诉她一定要用生何首乌，再服5剂，黄芪可减至30g，结果她服完后反馈症状明显好转，睡眠及月经亦有改善，续服成药当归补血丸以收尾。

爪甲不荣

刘某，男，31岁。

主诉指甲上有横纹，且除双手大拇指外其余手指指甲均无半月痕，大拇指半月痕小于指甲的五分之一。易发口腔黏膜溃疡，眠差，急躁。舌红苔黄稍腻，脉弦数，早搏。

方药：

生薏苡仁 30g　茯神 15g　败酱草 15g　拳参 12g

附子 3g

7剂。

◆ 医话：

患者自觉体健，因觉指甲异常故而咨询。指甲亦称爪甲，中医讲爪为筋之余，肝主筋、肝藏血，所以指甲的枯荣和肝血的盛衰休戚相关。一般人如果指甲上出现横纹或者竖纹，舌脉又是虚象的话，大多是肝血虚，可予四物汤补血养肝。我习惯用四物汤加制何首乌补益肝血，制何首乌不寒不热、不腻不燥、兼能收敛，补益精血之效甚佳。秦伯未先生补肝血习惯加沙苑子，补肾养肝、温阳固精。

我以前买过几本《中医人沙龙》，其中第三辑第一个专题采访的是广西民间中医陈胜征，他对指甲病的一些观点比较符合本例患者。陈医师认为，虽然肝主筋管指甲，但半月痕归肺管，以应肺金牵制肝木。半月痕消退，是肺气不足，而肺与大肠相表里，大肠一定有浊毒排不净。本例患者一派热象，不似虚证，调理肠胃升清降浊比补益肝血更为对证。陈医师常用薏苡仁、败酱草、白头翁解大肠的毒，这个搭配很像《金匮要略》里的薏苡附子败酱散，薏苡附子败酱散就是治肠痈的，原文是："肠痈之为病，其身甲错，腹皮急，按之濡，如肿状，腹无积聚，身无热，脉数，此为腹内有痈脓，薏苡附子败酱散主之。"文中也提到了肌肤甲错，脉也相符，虽无明显肠痈症状，亦可以薏苡仁、败酱草清热渗湿排毒。茯神健脾安神，可助薏苡仁利水渗湿、清热排脓。白头翁性寒，且白头翁皂苷有杀精作用，不可顾此失彼，故改为药性较弱，但同样归大肠经的拳参。方中少佐附子，是假其辛热以行郁滞之气尔。患者反馈服药5天后已觉半月痕有所生长。

爪甲不荣还有一些情况，如指甲上出现白斑，一般是肠胃失调，可用半夏泻心汤加焦山楂、神曲。方剂学里有一类和解剂，包括以小柴胡汤为代表的和解少阳剂、以逍遥散为代表的调和肝脾剂和以半夏泻心汤为代表的调和肠胃剂。前两者我已在书中提过，后者提及较少，但却是我常用的一个方子。该方寒热平调，加减运用可用于寒热错杂诸证。袁尚华老师的调中三方就是半夏泻心汤加附子和苍术、白术，我用半夏泻心汤时常视情况加白术、茯苓，二药与方中的党参、甘草组成四君子汤，增强益气补中之效。需要注意的是，和解剂的煎法是"煮后去滓再煎"，我的操作方法是二煎后，取药液与头煎混合，倒掉药渣，将药液再煎10~15分钟，相当于增加了一步浓缩的过程。若是小儿的指甲上出现白斑，还要考虑是否是肚里有虫，驱虫可用乌梅丸。如果是指甲上出现黑斑，应到医院综合科室寻求检查，排除恶性疾病，糖尿病病人要考虑是否是肢端出现坏疽。

正常的指甲是淡红色的，如果指甲颜色变黄，要考虑是否是黄疸，退黄可用茵陈蒿汤，但若与进食黄色食物有关则不予治疗。如果指甲颜色变青，一般是寒证或血瘀证，四诊合参辨证施治。

我多说两句乌梅丸，乌梅丸是仲景治疗蛔厥的药，该药寒温并行、补泻兼施，对很多寒热错杂、虚实夹杂的疑难杂症均有疗效，且该药重用乌梅，对寒热错杂的过敏性疾病尤有奇效。乌梅丸现无成药，我曾定制过一批备用：乌梅 425g（去核）、黄连 125g、黄柏 50g、党参 100g、当归 50g、细辛 50g、肉桂 50g、制附子 50g、干姜 50g、川椒 50g，做成蜜丸，每袋 5g。

附：半夏泻心汤由半夏（洗）、黄芩、干姜、人参、甘草（炙）、黄连、大枣（擘）七味药组成。据《中华人民共和国药典》记载，半夏有毒，生品多外用，内服多用其炮制品。原文中的"洗"字即是炮制之意，但现代诸炮制品炮制太过，恐失其药性。如法制法是 20 份生半夏与 3 份甘草煎煮两次，再与 2 份石灰制成的石灰液浸泡多日；姜制法是 8 份生半夏与 2 份生姜、1 份白矾煎煮；清制法是 5 份生半夏与 1 份白矾煎煮。所以我一般直接使用生半夏，但嘱患者先煎，现代研究发现长时间加热或与生姜等同煎可使生半夏毒性降低或消除，何况半夏泻心汤中已有干姜。在不能使用生半夏的情况下，用京半夏代替。

明代医家吴昆编著的《医方考》首次提出半夏泻心汤中的黄芩应用炒黄芩，炒黄芩苦寒之性略减，当从，尤其是酒炒后引药上行，可清上焦之热，黄连亦从。

历代医家对《伤寒论》中的人参皆有不同看法，清代医家张锡纯认为是今之党参，郝万山老师则认为其性介于西洋参与现今产自东北的人参之间，今已绝种，故可用今之人参、西洋参各半代替，或根据病情，寒者多用人参，热者多用西洋参。许家栋医师同样认为古之人参今已不存，但在代替品的选择上，他认为应该是今之人参、党参和北沙参各等量。党参、北沙参和古之人参一样，都产自上党，药性中有相近之处，而今之人参又有党参等所不可替代之处，如安神益智，故不可弃。余以为，在此问题上应根据患者的实际情况灵活选择，如李祥舒老师常给气虚不甚者予补气力弱的太子参，因此今之人参、党参、太子参、西洋参、北沙参皆可根据情况单用或者配伍使用，甚至人参叶、绞股蓝、南沙参等亦无不可。

关于炙甘草，裴永清老师和何庆勇老师多次指出，今之炙甘草实为蜜炙甘草，与仲景原意不符。我开经方一般用炒甘草，有的药房没有炒甘草，直接用生甘草亦无妨。

大枣需"擘"，现代一般写作"掰开"。

带状疱疹

陈某某，男，25 岁。

主诉 10 天前腰部皮肤表面产生节段性水疱丘疹伴剧烈疼痛，医院诊断为带状疱疹，予阿昔洛韦。刻下皮疹消退，但疼痛未解，以阵痛为主。大便干、小便黄，眠差，舌绛苔薄白，有瘀点，脉弦细。

方药：

丝瓜络 30g 瓜蒌子 30g 玄参 30g 当归 15g

柴胡 5g 升麻 5g 黄芪 30g 鬼箭羽 20g

川芎 12g 皂角刺 10g

5 剂。

◆ 医话：

带状疱疹属中医蛇串疮、蛇丹、缠腰火丹等范畴，西医认为由带状疱疹病毒引起，中医认为由肝郁化火、脾虚湿蕴或气滞血瘀引起。

一般认为肝经郁热、肝胆湿热者予龙胆泻肝汤，脾虚湿蕴者予除湿胃苓汤，气滞血瘀者予活血散瘀汤。前两者多见于急性发作期，后者多见于后遗神经痛期。我曾在某中医线上平台听过一场名为"傅青主火丹方与带状疱疹治疗"的讲座，主讲人广东省皮肤病医院曲永彬医师认为，传统方法治疗带状疱疹效果不佳，该院医师在临床中发现使用傅青主先生的火丹方加减治疗各类带状疱疹疗效显著，故以火丹方为治疗带状疱疹的基础方。

火丹方组成为丝瓜子一两、柴胡一钱、玄参一两、升麻一钱、当归五钱，方中丝瓜子、玄参补水灭火，当归、升麻、柴胡升散气血之郁滞。我在荨麻疹案中提过，傅青主先生在宗教方面很有研究，他崇尚道家思想，并将道教的五行生克运用到医学当中。传统方法治疗带状疱疹是苦寒清火，但傅青主先生的思路是以水灭火。至于升麻与柴胡同用，陈士铎先生在《本草新编》中解释道升麻提气，柴胡提血。陈世铎与傅青主的医学思想一脉相承，很多研究傅青主的人都要看陈士铎的书。

大部分医院没有丝瓜子，所以用丝瓜络和瓜蒌子代替，且瓜蒌子润下通便，给火邪以出路。运用火丹方治疗带状疱疹时，肝郁化火者加蒲公英、蜈蚣，脾虚湿蕴者加薏苡仁、土茯苓，气滞血瘀者合透脓散。透脓散调补气血、托毒透邪，其中穿山甲已为国家所禁用，故本人以鬼箭羽代替。此外发于头部者可加全蝎、蔓荆子、菊花，发于上肢者可加桑枝、延胡索，发于下肢者可加牛膝、延胡索、伸筋草，刺痛者可加桃仁、红花，钝痛者可加黄芪、当归，游走痛者可重加黄芪，痒痛者可加乌梢蛇。

使用火丹方治疗带状疱疹会先出现水疱增大、增多的情况，

2~3 天后开始消退，需提前告知病人。其实出现这种情况或许正是他们选择火丹方的原因。我们都知道引起水痘和带状疱疹的是同一种病毒，水痘的治疗是静候痘毒发出，而带状疱疹由于其伴有剧烈疼痛，所以用大量苦寒之品压制，而火丹方甘寒辛散，祛邪而不伤正，如治水痘般顺势而为，所以用此方治疗带状疱疹很少出现顽固迁延的后遗神经痛。

带状疱疹外治可用蛋黄油，即鸡蛋煮熟后去蛋白，蛋黄捣碎后文火微炒，静待出油取用。蛋黄油含有大量卵磷脂，可用于多种真菌引起的皮肤病，《本草纲目》中即有用蛋黄油治疗小儿头癣的记载，小说《首席医官》中也有用蛋黄油治疗小儿湿疹的情节（取其温和的收敛作用）。赵炳南先生的冰片鸡蛋油就是蛋黄油加冰片，用治慢性溃疡及烫伤等。无制备条件者可用炉甘石洗剂代替。

我曾多次向对中医感兴趣的朋友推荐《首席医官》这部小说，这是一部官场小说，情节引人入胜，涉及中医的部分有理有据，绝非天马行空，很多名医大家都对这部小说赞不绝口。

带
状
疱
疹

银屑病

赵某，男，24岁。

主诉自觉疲劳，拟求中药调理。舌红苔厚微黄。我告诉他，之所以感到疲劳，是因为脾虚湿盛，建议每日以茯苓煮粥，利水渗湿。患者问喝绿豆汤是否也有祛湿之效，我说绿豆性寒，主清热，长期大量服用易伤脾胃，脾胃一伤，无法运化水湿，就更严重了。提到祛湿，常人首先想到的一般是红豆、薏苡仁，现下亦非夏月，我便随口问他为何想到绿豆。患者说自己近日牛皮癣复发，在网上看到偏方说绿豆能治牛皮癣，正准备一试。我说："那我给你开个方子，把牛皮癣和疲劳一起治了。"

方药：

粉萆薢 30g　生薏苡仁 30g　赤茯苓 15g　黄柏 15g

牡丹皮 15g　泽泻 15g　滑石 30g　通草 6g

水牛角 15g　乌梅 20g　蝉蜕 10g　半枝莲 15g

7剂。

◆ 医话：

　　此病俗称牛皮癣，现代医学称银屑病，临床表现为红斑、鳞屑，属中医白疕范畴。中医认为白疕多由血热引起，常用犀角地黄汤加减。我记得很久以前看过一本医书，将白疕分为血热和血燥两种证型，前者多为进行期，后者多为静止期，后者常用当归饮子加减。本例患者我辨证为湿热，且湿重于热，两个方子都不适合他。我当时手边还没有这么多医书可供参考，只觉得不能简单地以血热（进行期）论治，倘若擅用寒药凉血，就会造成我上面说的更伤脾胃，水湿不化，邪毒难除。

最终我选方萆薢渗湿汤，考虑到患者病情正值进行期，还是要用一些凉血药，便加了水牛角。又加乌梅、蝉蜕，是考虑到白疕反复发作，应与特禀体质有关，故以此二味祛风脱敏。半枝莲清热解毒、活血化瘀，是钱文燕老师治疗银屑病的专药。其中赤茯苓与白茯苓相比，利水渗湿之力更强，白茯苓则长于健脾安神。此外，嘱患者避风寒。

后来我阅读专门的中医皮肤病学教材，看到白疕更详细的分型，其中果然有湿热蕴阻型，而且代表方就是萆薢渗湿汤，颇有自喜之感。

此病发作期时还可于耳尖放血。

过敏性紫癜

吴某某，男，22 岁。

双下肢密集出现红色斑疹半个月，按之不退，无腹痛、关节痛，纳可、眠可、二便调。舌红苔黄稍腻，脉滑数。

方药：

黄柏 10g　炒苍术 10g　生薏苡仁 30g　怀牛膝 15g

知母 12g　牡丹皮 12g　赤芍 15g　土茯苓 30g

滑石 10g　小蓟 15g　白茅根 30g

7 剂。并嘱去医院查血常规、尿常规、生化、凝血。

◆ 医话：

本例病人依经验而言，应该是单纯皮肤型紫癜，但为稳妥起见，还是建议患者去医院检查一番。皮肤型紫癜是过敏性紫癜的一种，只出现皮肤症状，最为常见。此外，还有伴随腹痛、便血的腹型紫癜，伴随关节疼痛、屈伸不利的关节型紫癜，伴随血尿、蛋白尿的肾型紫癜，以及混合型紫癜。西医认为，过敏性紫癜是毛细血管变态反应引起的出血性疾病。

本病属中医紫斑、肌衄、葡萄疫等范畴，笔者曾搜集大量治疗过敏性紫癜的方剂，并将其分为八小类，其中第一大类是实热证类，有三小类。大部分过敏性紫癜的患者都是"热迫血行，溢于脉外"，这与西医的认识有相似之处，治疗的法则是清热，但热有气分热、营血分热，又有脏腑偏胜。紫癜患者一般热已入血分，多发于臀部及下肢，斑色紫红，身热，舌绛脉数，可用赵炳南先生的凉血五根汤加减。其中白茅根、茜草根、紫草根凉血活血，瓜蒌根养阴生津，板蓝根清热解毒。根性本下，故本方善治紫癜发于下肢者。

再以脏腑而论，若热邪偏胜于肺脏，则兼见鼻塞涕黄、咽痛，可用钟一棠先生的清肺凉血汤，方为桑叶、杭白菊、浙贝母、苍耳子、牡丹皮、赤芍、薄荷、辛夷、生地榆、清甘草。若热邪偏胜于肠胃，则兼见恶心纳差、腹痛便溏，可用葛根芩连汤加减。

第二大类是湿热证类，即湿热并见，多为饮食不节，致使湿热内蕴、入络伤血。湿热证者苔多白腻或黄腻，舌绛有瘀，多发于膝关节以下，具体可称之为湿热下注证，可用《医宗金鉴》里的加味苍柏散加减。2015年底至2016年初，余以此为基础方（炒苍术30g、黄柏12g、白术20g、知母10g、黄芩10g、当归10g、白芍10g、生地黄10g、木瓜10g、焦槟榔10g、羌活10g、独活10g、川木通6g、汉防己10g、牛膝10g、甘草3g、生姜3g）加减为林先生治疗紫癜，前后共服20余剂，后又以归脾汤5剂收尾，至今未见复发。

本例患者亦属湿热下注，故以同样治疗湿热下注的四妙散加减。知母、牡丹皮、赤芍、土茯苓、滑石清热渗湿，小蓟、白茅根凉血止血。其中知母尚有滋阴润燥之功，牛膝、牡丹皮、赤芍活血化瘀，配小蓟、白茅根止中有活，土茯苓通利关节，配薏苡仁祛湿除痹。

第三大类是血瘀证类，离经之血即为瘀血，紫癜日久不退，斑色紫青，关节疼痛，舌有瘀点，苔少脉涩，可用孙伟正主任的加减紫癜方加减。孙伟正主任是黑龙江省名老中医，他的加减紫癜方为鸡血藤、牡丹皮、茜草、当归、大枣、白茅根、墨旱莲、三七粉、仙鹤草、山栀子，活血化瘀，佐以补脾滋肾。

第四大类是气虚证类，紫癜反复发作，斑色晦暗，面色无华，疲劳乏力，食欲不振，脉沉，是脾不统血，可用归脾汤加减，补脾摄血。

第五大类是阴虚证类，多为肾脏阴虚火旺，症见紫癜反复发作，斑色紫红但不鲜明、分布稀疏。五心烦热、颧红盗汗、唇绛口干，或兼见血尿，舌红少苔，脉细数，可用知柏地黄汤加减。

第六大类是特禀证类，以上七小类的重点都在紫癜二字，而本类则立足于过敏。特禀之人易受外界环境影响，导致紫癜反复发作，且多伴有其他过敏性疾病，可用祝谌予先生的过敏煎加味（银柴胡、乌梅、五味子、防风、甘草、生地黄、白茅根、牡丹皮、紫草、荆芥炭、生地榆）加减。

中医治疗过敏性紫癜之方甚多，我搜集的专方有20余个，来自全国各地的个案方有70余个。专方印象深刻的有抄录较早的沈阳市第七人民医院（皮肤病医院）的归芍丹草汤、横店李林根老中医的生地紫草消癜汤，还有名人方如冉式御医第六代传人冉雪峰名老中医的抗敏消癜汤、血液病领域中西医结合专家柯微君名老中医的紫芨桃红化癜汤，以及专门治疗小儿过敏性紫癜的金蝉脱衣汤（金蝉脱衣汤出自董氏儿科第六代传人董幼祺主任，董氏儿科是国家非物质文化遗产）。个案方面印象最深的是北京中医药大学杨桢教授重用生地黄至100g。总之中医对抗过敏性紫癜的武器很多，就看医者是否能够选中并加减出最合适的。

我治疗此症时不拘泥于中西之别，酌情嘱咐患者服用维生素C、维生素P，或常饮富含芦丁的苦荞茶。腹型紫癜预备解痉止痛药，如颠茄片；关节型紫癜预备止痛药，如布洛芬，疼痛剧烈时服一次。

过敏性紫癜病程较长，除了坚持治疗以外，还要忌口和注意休息。后期可让患者服用丸药或成药，青紫合剂（北京儿童医院内部制剂）、断血流片都是不错的选择，但成药归脾丸纯属补益之剂，不可妄投，以免闭门留寇，久治不愈。青紫合剂源自"小儿王"王鹏飞教授的青紫汤，青紫汤对儿童及成人的多种皮肤病均有疗效。

近日治一过敏性紫癜患者，此人自一年半以前被诊断为过敏性紫癜，一直服汤药治疗，大抵凉血、止血、活血之品，疗效不佳。患者初发于冬季，今年入冬之后又加重，舌淡，根部苔白厚。余投以桂枝麻黄各半汤合玉屏风散合四妙丸加减 5 剂，患者服 1 剂半后即明显好转。过敏性紫癜属寒证者较为罕见，故述录于此。

我曾考虑用桂枝麻黄各半汤治疗皮肤病时，若病人没有咳喘，是否要换掉杏仁？麻黄汤是太阳病篇所出方剂，《伤寒论》第 35 条："太阳病，头痛，发热，身疼，腰痛，骨节疼痛，恶风，无汗而喘者，麻黄汤主之。"紧接着第 36 条："太阳与阳明合病，喘而胸满者，不可下，宜麻黄汤。"甚至阳明病篇也有一条提到麻黄汤的条文，第 235 条："阳明病，脉浮，无汗而喘者，发汗则愈，宜麻黄汤。"以上条文均有喘的症状，喘为咳之甚，出现咳喘是因为太阳或兼阳明被寒邪所伤，太阳之气不能外出，肺气为郁。杏仁苦泄降气而具止咳平喘之效，与麻黄一宣一降，以复肺气宣降之常。那么皮肤病人既然没有咳喘，是不是可以把杏仁换掉？如半夏同有降逆之功，且具燥湿之效，加到麻黄汤里可用于寒邪闭表，且在内兼有湿邪之证。我跟赵鹏飞博士在同仁堂出诊时，有一位荨麻疹患者，赵老师要用桂枝麻黄各半汤，我便问是否要去掉杏仁，赵老师说杏仁有少量的解表作用，不去亦可。

又治一腹型过敏性紫癜患者，辨证为上寒下热，予半夏泻心汤加当归、赤芍、醋延胡索、三七，1 周后患者反馈腹痛消失，去当归，赤芍改生白芍，再进 1 周，皮肤基本恢复正常。

白细胞减少症

郎某某，女，24 岁。

主诉体检查白细胞计数 $3.7 \times 10^9/1$，20 天后复查血常规，

白细胞仍为 $3.7 \times 10^9/1$，中性粒细胞亦稍低于正常范围。

否认用药及慢性病史。感觉疲劳，纳可，多梦，二便调。

舌淡红苔薄白，脉弱。

方药：

制黄精 30g　绞股蓝 30g　桂枝 10g　炒白芍 20g

生姜 10g　大枣 20g　炙甘草 6g　益母草 15g

7 剂。

◆ 医话：

　　白细胞是细胞免疫系统的重要成员，其在细胞中的数量可用于疾病的诊断和治疗效果的追踪。传统医学不讲细胞，我也常说学中医不可拘泥于西医的病名和检查结果，但现代医学常识不可不知。人体遭受感染或异物入侵时，血液里的白细胞数量就会升高。此外，白血病、烧烫伤、妊娠等因素也会导致白细胞数量的升高，而服用抗炎药、抗甲亢药、抗结核药、抗糖尿病药、免疫抑制药及放化疗等因素，则会导致白细胞数量的降低。当白细胞过低时，人体的抵抗力就会下降。

　　本病属于中医虚劳范畴，劳累过度，气血消耗，或先天禀赋不足，元气匮乏，所以治宜调和营卫、扶正固本。本方是我早期

摘抄收集的专方，出处不详，原方为黄精、绞股蓝各 30g，炒白芍、虎杖各 20g，桂枝、生姜各 10g，大枣 10 枚，炙甘草 6g。

不难看出，这是桂枝汤的底子。桂枝汤是《伤寒论》里的第一个方子，柯韵伯称之为"群方之魁"。它是调和营卫的千古名方，而大多疾病的发生发展正是因为营卫、气血、阴阳的不和，所以无论任何疾病，只要存在营卫不和，就可以使用桂枝汤。如加饴糖可温中补虚、和里缓急，加龙骨、牡蛎可平补阴阳、潜镇固摄，又如加葛根，加厚朴、杏仁，加人参，加附子，加大黄，去桂枝，去芍药，合麻黄汤，合越婢汤，甚至剂量稍做调整，功效都大有不同。

本方依白芍的用量，应是桂枝加芍药汤，但桂枝加芍药汤的方证是"太阳病反下之，邪陷太阴经脉，腹满时痛"，所以重用芍药和血活络、缓急止痛，如此与本病不符，故余以为原方重用白芍，乃是取其补血养血之效。至于大枣的用量，本人习惯以 2g/枚换算，此外病人夜寐欠佳，大枣另有安神之效。黄精滋阴益气，脾肾同补；绞股蓝补气化浊，有南方人参之称，补而不滞，泻而不伤。只有虎杖这味药，我当时不太明白配伍的意义。虎杖活血清热，但味苦性寒，不宜用于虚弱之人，故以寒性较小的益母草代替。我后来查阅资料，得知虎杖中有一种叫蒽醌的物质，可用于因辐射导致的白细胞减少。

我后来看《柯微君血液病治疗经验》，柯老认为除了先天不足和后天劳累失养，湿热、瘀血、毒邪、久病不愈、邪实伤正，均可导致本病，因此治疗本病在外邪不盛的情况下应以补益脾肾为主。血液病领域另一中西医结合专家麻柔名老中医也认为本病应从脾胃气机论治，尤其是气虚发热的病人，倘若考虑为合并感染，单用清热解毒或滋阴之品，必定难以奏效。营卫源于脾胃，而桂枝汤正是通过调理脾胃以达到调和营卫的目的。桂、姜、枣都是食物中的调料，有开胃口、健胃脾的作用，正是内调脾胃、外固营卫。患者十天后复查血常规，白细胞计数已升至 $4.1 \times 10^9/1$，改予制黄精、大枣代茶饮，并灸关元、足三里。半个月后再次复查，

白细胞升至 $5.03 \times 10^9/1$。

附：我用桂枝汤一般是桂枝 15g、白芍 15g、甘草 10g、生姜 15g、大枣 8g。

艾滋病

何某，男，29 岁。

双下肢皮肤多处红斑、血痂（抓破），伴痒。某传染病医院皮肤科诊断为湿疹，予青鹏软膏，效微。自诉为艾滋病毒携带者，正在服用抗病毒药，CD4 淋巴细胞计数约 300。食欲差，眠差。舌淡红，苔白稍腻，脉细。

方药：

柴胡 15g　黄芩 10g　党参 10g　法半夏 9g

生甘草 10g　苦参 6g　炒苍术 10g　茯苓 10g

地肤子 10g　当归 10g

7 剂。另用菊花 50g 代茶饮。

◆ 医话：

本案之所以称艾滋病案而非湿疹案，是因我在遣药时以艾滋病为基本病机、湿疹为阶段病机。方选小柴胡汤疏运气机，苦参、地肤子清热利湿、祛风止痒，苍术香烈胜湿、引邪外出，茯苓利水渗湿、健脾安神，又因艾滋病属中医疫病、虚劳范畴，故加当归配党参、甘草益气和血。小柴胡汤柴胡用量独重，不重用柴胡不足以利枢机、解邪热。生姜、半夏则偏温燥，故去生姜，选法半夏。

《伤寒论》第97条说："血弱气尽，腠理开，邪气因入，与正气相搏，结于胁下。正邪纷争，往来寒热，休作有时，默默不欲饮食。脏腑相连，其痛必下，邪高痛下，故使呕也，小柴胡汤主之。"说的是少阳病的成因，也是诸外感病的成因。外邪由表而入，踞于少阳。少阳为三阳之枢，位于半表半里之间。邪欲胜正而入里，而小柴胡汤内调脾胃、外调营卫，疏运少阳及肝、胆、脾、胃等脏腑气机的郁滞，进而驱动全身之气机，能达到扶正祛邪的目的。尽管小柴胡汤调和营卫方面的作用与桂枝汤相似，但尚有一些桂枝汤不具备的功效，发烧案、胆结石案中均有提及。我曾把小柴胡汤的功效简单概括为十二个字：和胆胃、解邪热、复升降、利枢机，其中退烧解热之效尤为显著，无论是急性高热还是慢性低热，只要有少阳证的症状就可以使用。此外，小柴胡汤还是抗艾滋病方。日本和美国的学者研究发现，小柴胡汤能抑制HIV逆转录酶的活性。

不可否认的是，目前全世界范围内最有效的HIV治疗方案是高效联合抗反转录病毒治疗，俗称鸡尾酒疗法，英文缩写是HAART。虽然很多中药的现代药理分析都有抗艾滋病作用，但尚未发现哪味中药或复方方剂在治疗艾滋病方面优于西药的HAART。不过在坚持抗病毒治疗的同时，辅以中药扶正祛邪一定是有益的。中药复方制剂不容易出现耐药性，并在提高抵抗力、治疗并发症、提高生活质量和缓解西药不良反应等方面效果显著，目前北京协和医院牵头的十三五国家重大科技专项"HIV感染者的免疫功能修复与免疫细胞联合的功能性治愈研究"就是研究中药联合抗病毒治疗方案对HIV初治患者的安全性和有效性。

中医认为，艾滋病毒潜藏体内，伏而不发，暗耗正气。待气血耗伤殆尽，病毒暴起，以迅雷之势侵袭表里，以致五脏六腑均受其害，回天乏术。所以中医中药在治疗艾滋病患者时，应重视病机，无症状期以扶正为主，有症状时多为本虚标实，应标本兼顾，并在辨证的基础上首选有抗艾滋病作用的中药。以本案为例，茯苓的相关成分羧甲基茯苓多糖和菊花中的乙酸乙酯、正丁醇就有一定的抗 HIV 病毒作用，当归能促进 T 淋巴细胞的增加。我还嘱咐患者买苦瓜做菜，苦瓜的多种提取物可以抑制 HIV 病毒蛋白表面活性，使 HIV 病毒核糖体灭活。菊花疏散风热、苦瓜清热利湿，与中医辨证治疗湿疹的思路亦相符合。

对于 HAART 的不良反应，如出现胃肠不良反应可用半夏泻心汤加减，失眠可用黄连温胆汤加减，抑郁可用桂枝加龙骨牡蛎汤加减，药物性肝损伤可用当归芍药散加减，脂肪异常分布可用艾脂1号（生黄芪、生薏苡仁、泽泻、生山楂、淫羊藿、丹参、鹿角胶）。由于药物的更新换代，脂肪异常分布的不良反应已很少出现。

艾滋病病人可适当辅以艾灸治疗，取大椎、肝俞、肺俞、脾俞、肾俞、大肠俞、中脘、天枢、关元、内关、足三里等穴位。

感染艾滋病后会出现高热、淋巴结肿大、皮疹、肢体疼痛、腹泻和体重下降等，部分症状与感冒相似，不同的是感冒引起的发热在辨证施治后会快速消退，并伴有喷嚏、流涕等常见症状。艾滋病以性接触为主要传播方式，高危性行为两周后可去医院进行检查，如四周后尚未发现抗体，则基本可以断定没有感染艾滋病病毒。高危性行为 72 小时之内，可通过尽早服用阻断药来预防艾滋病，但超过 72 小时则收效甚微。无论是高危后的阻断药还是暴露前预防，都必须连续使用才会有效。这些药物不良反应明显，且价格昂贵，所以预防艾滋病最好的办法还是洁身自好。

近年来大家对预防艾滋病已经有了充分的重视，下面我要谈谈另一种常见性病——梅毒。在很多人的印象中，感染梅毒后会出现梅毒疹，而梅毒是可治愈的，只要对症治疗就会痊愈。其实出现毒疹的是显性梅毒，但现在大部分梅毒患者都是隐性梅毒，没有任何症状，或皮损短暂出现后消失。梅毒螺旋体在体内悄然复制，一旦成势，将会侵犯中枢神经系统或心血管系统，严重者可致死。所以可能感染者应在体检时加查 HIV 抗体和梅毒血清，若梅毒血清试验呈阳性则需加查梅毒特异性抗体以确认是否感染该病。梅毒血清试验滴度 1 ∶ 16 呈阳性时即须治疗，肌注青霉素21 天，或分两侧肌注长效青霉素 4 次，每次间隔 1 周。全部治疗完成后，滴度变化 2 个稀释度以上，可判定治疗有效，其后第 1年每 3 个月复查 1 次，第 2~3 年每 6 个月复查 1 次，期间若无明显波动，可判定为治愈。

　　近来阅读中国百年百名中医临床家丛书，看到一则台湾名医马光亚教授治愈艾滋病的医案，附录于此以供同仁交流。患者口中溃烂、背多红斑、完谷不化，舌淡嫩、苔白润，脉沉弦而弱。马师予附子理中丸合内托散作汤剂，另予自制蟾酥丸（蟾酥、朱砂、雄黄、铜绿、枯矾、蜗牛、轻粉、麝香、胆矾、寒水石，水和为丸，早晚各服 3 粒），并灸身柱穴 3 壮。患者患艾滋病并服西药多年，无奈之下求助中医。病人依从性好，医师亦全力为之，以此法加减治疗半年后，竟痊愈。观此医案，马师重温寒补虚，少佐托毒解毒之品，未用黄芩、黄连、金银花、连翘之辈，使患者自身之正气振起充实，病毒消失于无形。此虽特例，但亦有值得我等学习之处。

高血压

李某某，男，29 岁。

主诉阵发性头晕月余，查血压 150/80mmHg，余无不适，既往体健，随行医生予降压药替米沙坦，不愿服。舌绛苔薄黄，脉弦上鱼际，偶有耳鸣，眠差易怒。

方药：

天麻 10g　钩藤 15g　栀子 10g　龙胆草 6g

菊花 15g　枸杞子 10g　佛手 10g　郁金 10g

柴胡 10g　远志 10g

7 剂。

◆ 医话：

血压是从心脏送出的血液挤压动脉壁所产生的压强。按照国际标准，收缩压超过 140mmHg，或舒张压超过 80mmHg，即为高血压。高血压是中老年常见病，工作压力大、恼怒忧思亦可引起该病，严重时可诱发心、脑、肾等多器官病变。

中医本无血压的概念，但高血压引起的头晕、心悸、胸闷及手脚发麻等症，可归为中医眩晕范畴。施今墨先生将高血压分为实证和虚证，而高血压在发展的过程中常有夹痰、夹瘀之变，所以祝谌予先生在继承施今墨学术思想的基础上，又增加了瘀血阻络和肝风夹痰两种证型。痰、瘀往往相互演变、相互渗透，笔者以为应加痰瘀互结一型，在治疗时痰瘀并重。

实证多为肝阳上亢证，常见于高血压初期，以收缩压高、眩晕头痛、面红目赤、耳鸣口苦、烦躁易怒、脉上鱼际为主要症状，可用祝氏降压方：夏枯草15g、苦丁茶10g、杭白菊10g、黄芩10g、槐花10g、钩藤10g、茺蔚子10g、桑寄生20g、怀牛膝15g、石决明30g。

虚证分肝肾阴虚和阴阳两虚两型，阳亢日久、下汲阴液，或素体阴虚，故兼见双目干涩、视物不清、五心烦热、腰膝酸软等阴虚诸症，可用杞菊地黄汤加减。若损阴及阳、阴阳两虚，则兼见肢寒畏冷等阳虚诸症，可用二仙汤加减。祝谌予先生在著作中言，有的医师在治疗阴阳两虚型高血压时不敢使用附子、肉桂等温热药，担心有升压之效。中医"有是证即用是药"，阴虚者固然不宜用温热药，但阴阳两虚重证非附子、肉桂不能取效。

元气虚弱，运血无力，瘀而阻络，症见神疲乏力、脚步虚浮、头颈僵硬、四肢麻木等血瘀诸症，可用补阳还五汤加减。其中黄芪一味，现代药理学研究多表明其有降压之效，国家食品药品监督管理总局编写的《中药学专业知识》在黄芪的药理中亦写明"降血压"，祝谌予先生在著作中指出黄芪等中药"具有双向调节的适应原样作用……既可使偏低的血压增高，又可使病态高血压降低"。但我曾见一高血压患者，在服用黄芪精口服液后眩晕、血压升高。后来和董丽丹博士讨论此事，董博士在查阅大量资料后告诉我，黄芪的双向调节作用是"多则降压、少则升压"，在《中华人民共和国药典》建议的范围内使用，多半会升压，大剂量使用则降压，而药理研究多用大剂量，自然会得出降压的结论。因此，在使用黄芪降压时，用量宜大，如补阳还五汤黄芪用量独重。朱良春先生的双降汤（水蛭0.5~5g，生黄芪、丹参、生山楂、豨莶草各30g，地龙、当归、赤芍、川芎各10g、泽泻18g、生甘草6g）黄芪用了30g，应为下限，余对高血压属气虚证者，一般用45g。

肝风夹痰证是指痰湿中阻，郁而化热，引动肝风，有眩晕头重、口苦黏腻等痰湿诸症，可用十味温胆汤加减。

痰瘀互结证既有痰证的头重胸闷、食少纳呆，又有瘀证的肢体麻木、颈强胸痹，可用首届国医大师张学文教授的清脑通络汤：草决明 30g、川芎 12g、赤芍 10g、山楂 15g、丹参 15g、磁石 30g、菊花 12g、葛根 15g、地龙 10g、豨莶草 30g、川牛膝 15g、水蛭 6g。高血压有瘀证者易患中风，是气血逆乱、脑脉痹阻所致，补阳还五汤和清脑通络汤都有预防中风之效。

本例病人病发于大怒之后，有肝火上炎、肝阳上亢之象，故以天麻、钩藤平肝息风，栀子、龙胆草、菊花清热泻火。患者寸脉虽弦，但尺脉沉弱，肾阴亏损，水不涵木，故有肝阳上亢，加枸杞子滋补肝肾。肝火上炎、肝阳上亢，均以肝失疏泄为基本病机，故加佛手、郁金、柴胡疏肝解郁，远志安神开心气。另予钩藤、荔枝核、夏枯草、野蒺藜各 30g 煎水泡腿，这是东直门医院刘长信主任的方子，刘主任素有京城腿疗第一人之称，泡腿法上病下治，使上溢之血下行，王不留行子贴足底之法亦是此理。此外，使用决明子、菊花等药枕对治疗高血压亦有助益。笔者入住上海某酒店时，见酒店除提供药枕外，另有薰衣草眼罩，试想若有中药眼罩配合药枕一起使用，必收事半功倍之效。若遇急性高血压，可扎十宣穴放血，另针刺内关穴、太冲穴。

部分降压药有导致下肢水肿的不良反应。笔者的姥姥 2015 年年底双下肢水肿，血液、尿液、超声及心电图等检查均无明显异常，曾予金匮肾气丸，罔效。后经李祥舒老师诊治，诊断为降压药不良反应，减去一种降压药，予天麻、丹参等中药代茶饮。笔者在后来的临证中亦遇到不少出现下肢水肿的高血压患者，前医多辨证为阳虚水泛，予敦复汤、真武汤、茯苓四逆汤。余查阅资料，此或为长期使用钙通道阻滞剂所致，再结合临床，辨证为血气郁滞似乎更为恰当，故多予丹参、泽兰、玉米须，或用葛根配伍牛膝。至于其他降压药所致的不良反应，余多在对症的基础上选择有降压作用的药物，如便秘者予决明子、咳嗽者予玫瑰茄。

笔者曾治一低血压者，兼有肢寒畏冷，辨证为虚寒，处方刺五加 20g、黄芪 10g、附子 6g、五味子 6g，30 剂。

笔者曾与李祥舒老师同治一高血压患者，老师辨证为肝阳上亢，因其兼有尿路结石，老师处方金钱草 200g、车前草 200g、鸡内金 100g、白茅根 100g、生山楂 50g、丹参 100g、枳壳 30g、草决明 500g、菊花 100g、玉米须 100g 代茶久饮，并嘱我开旋覆代赭汤。

笔者又曾与何庆勇老师同治一高血压患者，老师辨为大柴胡汤证，因其兼有咳嗽，嘱开大柴胡汤合三草降压汤合《千金》治三十年嗽方：柴胡 24g、黄芩 9g、赤芍 9g、生半夏 12g、生姜 15g、炒枳壳 12g、大枣 7g、生大黄 6g、益母草 30g、夏枯草 15g、龙胆草 10g、紫菀 6g、款冬花 9g，7 剂。

二诊，咳嗽已愈，另诉左耳听力不佳，偶有耳鸣，近来加重。去柴胡、紫菀、款冬花，加羚羊角粉 0.3g，7 剂。耿氏喉科认为，耳鸣、耳聋患者禁用柴胡。

三诊，耳鸣未愈，予益母草 30g、夏枯草 10g、龙胆草 6g、黄芩 9g、炒栀子 9g、泽泻 9g、木通 6g、当归 3g、九节菖蒲 6g、生甘草 6g、羚羊角粉 0.3g、鬼针草 30g，7 剂。

四诊，耳鸣、耳聋大减，守大柴胡汤合三草降压汤方：柴胡 24g、黄芩 9g、赤芍 9g、生半夏 12g、生姜 15g、炒枳壳 12g、大枣 7g、生大黄 6g、益母草 30g、夏枯草 10g、龙胆草 6g，7 剂。

五诊，加钩藤 12g，7 剂。

六诊，大便偏稀，予柴胡 24g、黄芩 9g、赤芍 9g、生半夏 12g、生姜 15g、炒枳壳 12g、大枣 7g、酒大黄 6g、益母草 30g、夏枯草 10g、龙胆草 6g、川牛膝 10g，7 剂。

七诊，改赤芍为生白芍，7 剂。有学者考证，《伤寒论》中的芍药皆为赤芍，白芍药（芍药甘草汤）才是白芍。况且患者一派热象，故一直用赤芍。此处改为白芍，是我在弘医书苑的同学邹中利大夫认为当下（2019 年 6 月）在运气学上是木火胜，应用白芍柔肝。

八诊，患者由于工作原因导致睡眠不佳，加炒酸枣仁 20g、制远志 10g，7 剂。

在整个诊疗过程中，患者经医师双签字，使用了生半夏，无此条件者退而求其次，用清半夏代替。患者从体检发现高血压开始，一直坚持中药治疗，截至七诊时，血压已从初诊时的 172/103mmHg 平稳降到 140/89mmHg。中医中药治疗高血压时，如果 6 个月后仍无法将血压降至正常范围，此时须西药介入控制，否则血压长期高于正常范围，将对心脑血管系统造成无法挽回的伤害。

超重者易患高血压。笔者曾治一高血压患者，身高 175cm，体重 85kg，刻下血压 168/88mmHg，眠差，偶有耳鸣，脉洪。予建瓴汤：生山药 30g、怀牛膝 30g、代赭石 24g、生龙骨 18g、生牡蛎 18g、生地黄 18g、生白芍 12g、柏子仁 12g、铁落花 18g、生山楂 15g、荷叶 20g，14 剂。《医学衷中参西录》中言此药需磨取铁锈浓水煎，余以铁落花代替磨铁水，而山楂和荷叶则是常用的"减肥药"。

笔者曾治一低血压者，兼有肢寒畏冷，辨证为虚寒，处方刺五加 20g、黄芪 10g、附子 6g、五味子 6g，30 剂。

余曾根据高血压本虚标实之病机，拟一降压小方。其中罗布麻叶平肝清热、降压利水为君，蒺藜平肝疏肝、牡蛎潜阳安神为臣，女贞子滋肾补肝、贝母化痰清热、益母草活血祛瘀为佐，扁豆健脾和中为使。具体为：罗布麻叶 24g、炒蒺藜 10g、生牡蛎 30g、制女贞子 12g、浙贝母 9g、益母草 30g、炒白扁豆 9g。

另拟一膏方，余称之为三虫三草膏：全蝎 60g、地龙 300g、蝉花 200g、夏枯草 300g、豨莶草 300g、益母草 300g，蜂蜜 250g 为辅料，每日 2 次，每次 20g。

附：我收集过很多治高血压的方子，其中有一些攻补兼施、配伍精妙，现引于此供诸同道交流学习。

张锡纯镇肝息风汤：怀牛膝 30g、生代赭石 30g、生龙骨 15g、生牡蛎 15g、生龟板 15g、生杭芍 15g、玄参 15g、天冬 15g、川楝子 6g、生麦芽 6g、茵陈 6g、甘草 4.5g。

陈可冀清眩降压汤：苦丁茶 30g、天麻 30g、钩藤 30~60g、黄芩 10g、川牛膝 10g、生杜仲 10g、夜交藤 30g、鲜生地黄 30g、桑叶 15g、菊花 15g。

《临证见解》珠母补益方：珍珠母 30g、龙骨 15g、酸枣仁 5g、五味子 3g、女贞子 8g、熟地黄 8g、白芍 6g。

余初读祝谌予先生之著作时，亦有自拟降压方的想法。根据高血压本虚标实，在本肝肾阴虚、在标痰湿中阻之病机，在祝氏降压方的基础上合二至丸、二陈汤加减。具体为：夏枯草 15g、炒决明子 10g、菊花 10g、黄芩 10g、钩藤 10g、山楂 10g、桑寄生 20g、牛膝 15g、珍珠母 30g、酒女贞子 10g、墨旱莲 10g、法半夏 10g、陈皮 10g、茯苓 10g。

糖尿病

蔡某某，男，59岁。

主诉空腹血糖 12mmol/l，口服降糖药效果不达标，不愿注射胰岛素，拟求中医中药治疗。多饮、多食、多汗、尿多、便干、消瘦。舌红苔薄黄，脉细数无力。

方药：

石膏 30g　知母 15g　黄芩 15g　黄连 12g

玄参 30g　苍术 30g　生地黄 30g　桑叶 18g

石斛 9g

7 剂。

◆ 医话：

　　葡萄糖是细胞的主要能量来源之一，血液中的葡萄糖含量过低时，会导致昏迷，长期高于正常值的话，则是人们常说的糖尿病。空腹血糖的正常参考值是 3.6~6.1mmol/l；高于 6.1mmol/l 但低于 6.9mmol/l 称血糖偏高，可加查糖化血红蛋白以明确诊断；高于 6.9mmol/l 则考虑为糖尿病。

　　糖尿病中医称消渴，消是消瘦，渴是口渴，符合现代"三多一少（吃得多、喝得多、尿得多、体重少）"的诊断标准。古人将消渴分为上、中、下三消，多饮易渴重者为上消，多食易饿重者为中消，尿多如脂重者为下消。上消者可予加味消渴方（天花粉 18g、麦冬 30g、乌梅 10g、浮小麦 30g、白茅根 15g、竹茹

10g、地骨皮15g），上消多为肺燥所致，所以又称肺消，但究其缘由，是情志不遂、肝郁化火、火盛刑金，故应酌加柴胡、香附、郁金、白芍等。中消多为饮食不节的胃热所致，所以又称胃消，可予黄连丸（黄连6g、生地黄30g）。下消多为劳欲过度的肾虚所致，所以又称肾消，可予六味地黄丸。阴虚日久，损阴及阳，见有肢寒畏冷等阳虚诸症者，应酌加附子、菟丝子、龙骨等。

现代人往往病机复杂，如上消与中消并重，肺胃燥热，可予白虎汤合增液汤；气阴两虚，可予祝谌予的降糖对药方（黄芪30~50g、生地黄30g、苍术15g、玄参30g、葛根15g、丹参30g）；肝郁肾虚，可予一贯煎；血瘀阻滞，可予祝谌予的降糖活血方（木香10g、当归10g、赤芍15g、益母草15~30g、川芎10g、葛根15g、丹参30g、苍术15g、玄参30g、生地黄30g、黄芪30g）。

本例病人汗多气短，是气阴两虚之证，但近1周大便干燥，兼有胃热之象，故以清热为主，少佐滋阴。二诊时热象稍减，去石膏、知母、黄芩，加黄芪、山药，进14剂。期间患者多次复查血糖，最低时为9.5mmol/l，曾回升至11mmol/l，但总体呈缓慢下降趋势。三诊时热象已无，予降糖对药方30剂。该方黄芪补中益气，配伍生地黄滋阴凉血；苍术燥湿健脾，因其温燥，故配伍寒润之玄参。其中黄芪、苍术补气健脾，生地黄、玄参滋阴固肾，又是以脾肾为重点，从先天和后天入手，扶正培本。另有丹参配伍葛根活血化瘀、祛瘀生新。此后患者血糖控制在8mmol/l左右，其家属再三对我表示感谢，我以此方做水丸嘱其长期服用，且每周服用两剂扁鹊三豆饮（周二、周六）。扁鹊三豆饮为黑豆、绿豆、赤小豆各一两。云南已故中医学家戴丽三先生对此方十分重视，认为其具有滋养之功，但滋而无滞，虽清热解毒，但清而不伐。

有的医生治疗消渴时不敢用甘药，认为甘药有升糖的作用，我以前也不用甘药，有一次二诊时随手加了味天花粉，天花粉不仅微甘，还被科学家"证明"有升糖作用（科学家将天花粉提取液注入家兔体内，对家兔的血液化验后，发现肝糖原和肌糖原均有所上升）。结果三诊时患者反馈血糖非但没升，反而降得很好。其实天花粉自古以来就是很好的降血糖药，《本草纲目》中说："栝蒌，其根作粉，洁白如雪，故谓之天花粉……味甘微苦酸，酸能生津，故能止渴润枯……为消渴要药。"这件事使我坚定了"有是证即用是药"，在清楚辨证的情况下谨慎配伍，是保证疗效的不二法门。

　　附：李祥舒老师审阅本章时指出，"三多一少"多见于1型糖尿病，2型糖尿病则不明显，因此需定期体检。

脂肪肝

刘某某，男，25岁。

主诉体检查甘油三酯 2umo1/1，谷丙转氨酶 54U/1，B超示肝脏均匀增大、回声不均，考虑脂肪性肝病。肝区隐痛，腹部肥满松软，疲劳困倦。食欲不振，偶有恶心想吐，有痰，多梦易醒。舌红苔白腻，舌下瘀，脉弦滑。

方药：

法半夏 9g　竹茹 10g　麸炒枳实 6g　茯苓 10g

陈皮 6g　丹参 10g　生山楂 10g　荷叶 10g

30 剂。

留药渣睡觉前再煎浴足。

◆ 医话：

脂肪性肝病就是脂肪肝，目前在我国已成为仅次于病毒性肝炎的第二大肝病。此症属于中医胁痛、积聚范畴，饮食不节，脾失健运，湿浊积聚，土壅木郁，肝失疏泄，引胁作痛，西医也认为不健康的饮食习惯是引起脂肪肝的主要原因。

本例患者是典型的痰湿证，湿浊积聚、痰浊瘀阻，应以痰湿主方二陈汤燥湿化痰、理气和中，因其兼有眠差，是痰热扰动，故选由二陈汤化裁而来的温胆汤清热燥湿、宁神化痰。所谓温胆，并非温寒。《医方集解》中说："痰火扰之则胆热，而诸病丛生矣，非因胆寒而与之为温也，正欲其温而不热，守其清静之故也。"方中以半夏为君，燥湿化痰、降逆和胃，臣以竹茹，清热除烦。善治痰者，当先治气，故佐以茯苓、陈皮、枳实健脾行气。本方虽无一味安神之品，但凡痰热扰动所致之烦躁不寐者，用之必有良效。此外，于方中加丹参、山楂活血消积，荷叶升阳利湿，且山楂、荷叶均具降脂减肥之效。冰冻千里非一日之寒，治之亦非一日之功，是以本方药量较少但疗程较长，乃缓缓图之。

关幼波先生认为，本病以疏肝利胆、健脾和胃、活血祛瘀、化痰散结为大法，临床以辨证为要点。若呈明显湿热之象，可予龙胆泻肝汤合茵陈蒿汤加减；若呈气郁之象，可予柴胡疏肝散加减。胁痛日久，肝肾阴虚，可予一贯煎加减。

附高血脂案：血脂高者易发脂肪肝，但脂肪肝患者的血脂不一定高。近日治一高血脂患者，另附处方于此。枸杞子 10g、制何首乌 10g、银杏叶 10g、葫芦茶 30g、金银花 10g、茵陈 15g、梅花 6g、丹参 10g。举凡代谢失常之症，大多本虚标实，故此方寓补、泻、活于一体。其中葫芦茶为不常用中药，性凉，功效清热燥湿，无芩、连、柏之辈苦寒伐胃之虞。

痛风

> 王某，男，24岁。
>
> 主诉尿酸637umo1/1，右手拇指、中指明显肿痛，不愿服秋水仙碱，拟求中医药治疗。大便干，小便黄。舌红苔黄腻，脉弦滑数。
>
> 方药：
>
> 粉萆薢30g　泽泻10g　鸡血藤15g　赤芍10g
>
> 金银花15g　忍冬藤15g　连翘10g　白茅根15g
>
> 木瓜10g　松节12g　酒大黄6g　川牛膝10g
>
> 姜黄6g　薏苡仁15g
>
> 3剂。

◆ 医话：

痛风是近几年的常见病，本好发于中老年男性，如今年轻患者亦不在少数，但男性仍多于女性，可能与男女不同的代谢特性有关。现代医学认为，长期过食高嘌呤食物，机体产生的尿酸盐过多，超出了正常的代谢量，尿酸盐沉积于结缔组织、骨骼关节及肾脏等部位，是本病的成因。

血尿酸值是诊断痛风的重要指标，尿酸高于420umo1/1，即为高尿酸血症，关节疼痛伴高尿酸血症，则应考虑痛风。痛风患者除了反复发作的关节疼痛外，一旦形成痛风石，会导致肢体畸形，进而压破溃烂，难以愈合。秋水仙碱是西医治疗痛风的主要药物，可迅速缓解发作期的剧烈疼痛，但仅为缓解剂，且毒性较大。传统医学对痛风的研究历史悠久，如滋阴派创始人朱丹溪先生的上中下痛风方、《医宗金鉴》中的加味苍柏散，其中加味苍柏散虽然写着治湿热脚气，但很多学者认为古之脚气即今之痛风发于下者。笔者通过阅读大量前人著述，将痛风的证型整理总结为湿热壅阻、阳虚寒凝、痰瘀阻络三类。

湿热壅阻最为常见，风湿热邪壅阻经络，患处红肿热痛，昼轻夜重，得冷缓解，多伴有发热，大便或干或溏，小便赤黄，舌红苔黄腻，脉弦滑数，可予王玉章教授的历节煎加减（川萆薢、泽泻、鸡血藤、赤芍、忍冬藤、连翘、白茅根、木瓜、松节、酒大黄、川牛膝）。历节风亦是痛风的别称，我于方中加金银花配忍冬藤、连翘清热解毒，姜黄配鸡血藤、牛膝活血止痛，薏苡仁配萆薢、泽泻利水渗湿，兼可健脾。方中大黄泻热通便，酒制之后活血力强。患者服完药后诸症得减，去大黄，加车前草10g，再进7剂，疼痛几无。其后加减为粉萆薢15g、车前草15g、鸡血藤15g、姜黄10g、忍冬藤20g、土茯苓20g、木瓜10g、松节15g，进20剂。其中松节又称油松节，为不常用中药，功效祛风除湿、活血止痛；忍冬藤清热解毒之力虽不如金银花，但另有活络止痛之功，善祛经络中的风湿热邪。我嘱患者少食动物内脏、豆类和豆制品、海鲜（淡水鱼除外），不喝啤酒，患者告知后来检查生化，尿酸已降至472umol/1，且痛风未再发作。

阳虚寒凝型患处不红不肿不热，得温缓解，多伴有肢寒畏冷，小便清长，舌淡红苔薄白，脉紧，可予乌头汤合黄芪桂枝五物汤加减。痰瘀阻络型患处肿胀刺痛，多伴有腹部肥满松软，舌紫暗苔白腻，有瘀点，脉弦滑，可予二陈汤合桃红四物汤加减。

痛风多为实证，但亦有不少患者兼见脾、肾不足，大抵代谢病多本虚标实，故处方时不可一味祛邪，亦不可过度西化，单纯地用有促进代谢作用的中药组方。

我学中医尊经方、重时方，书中提到不少名老中医验方，不是因为我迷信名老中医，而是对于一些专病，如果有用得熟的验方，那么在此基础上加减要比直接用经方或时方加减的针对性更强。其实无论基础方是什么，一个方子的优劣还是要看医者如何运用，如本文将王玉章教授的历节煎列为治疗湿热壅阻证的主方，并不是说王老师的方子是最好的，我后来看到朱良春教授的朱氏痛风汤、商宪敏教授的痛风定痛汤，方子也都很好，但既然最先接触到的是历节煎，而且用得还算顺手，于我个人而言就没必要轻易更换。

　　附：笔者根据王琦教授治疗肥胖与代谢综合征的主方加减制成水丸治疗高尿酸症，具体为黄芪 100g、肉桂 30g、麸炒苍术 100g、荷叶 100g、茯苓 100g、泽泻 100g、山楂 100g、海藻 100g、姜黄 100g、土茯苓 150g、萆薢 100g、蚕沙 100g，一日 2 次，一次 6g。余一年来以此法共治疗 4 人，并嘱两个月后复查生化，4 人的尿酸均有下降。

肥胖症

芦某，男，23岁。

BMI28，尿酸450μmo1/1，腹部肥满松软，疲劳困倦，便溏，

舌淡苔白腻、有齿痕，脉沉。

方药：

生黄芪15g　生白术15g　肉桂5g　麸炒苍术10g

赤茯苓15g　泽泻10g　萆薢15g　荷叶20g

法半夏10g　海藻15g　生山楂15g　制何首乌20g

枸杞子15g

30剂。

◆ 医话：

　　有人说，脱发和肥胖是困扰年轻人的两大难题。胖，是个老生常谈的话题，网络上常说的"过劳肥""压力肥""熬夜肥"其实都可以在中医学里找到对应的证型。如过劳肥可以对应为气血虚弱型，其中又以气虚者占大多数。对于纯虚无火者，我常用的是黄芪桂枝五物汤加减。压力肥可以对应肝郁气滞型，常用的是柴胡疏肝散加减。熬夜肥对应阴虚内热型，常用知柏地黄丸加减，亦有阳虚水盛型，肾阳温煦无力，则水泛湿盛，可予真武汤合苓桂术甘汤加减。

　　能吃而胖者，多是胃热食积型。胃热，故多食善饥，多食则易有积滞，可予保和丸加减。常有人问我"过午不食"有没有道理，

过午不食是出家人的戒律，有的典籍里又称 "不非时食"，意思是不在不该吃饭的时候吃饭。古人日出而作、日落而息，午时过后虽然仍以阳气为盛，但阳始消、阴始长，应由动转静，由化转收（生长化收藏）。现代人往往半夜 12 点才开始休息，如果下午 1 点以后就不吃东西了，那么会有很长一段时间要处在饥饿的状态下，过饥和过饱都是不健康的状态。所以如果半夜 12 点才休息，我个人认为 9 点左右吃一些好消化的食物是没有问题的。

有些人吃得不多但仍然很胖，俗话说"喝水都长肉"，如果兼有神疲乏力、肢体困重、舌淡苔白腻、脉濡滑，多是脾虚痰湿证，严重者还会浮肿。脾虚痰湿在肥胖症患者中是一个占比很大的证型，脾气虚损则运化失司，湿热痰浊内聚则发为肥胖，可予王琦教授的益气轻健汤加减（生黄芪 60g、肉桂 10g、制苍术 30g、冬瓜皮 30g、干荷叶 30g、茯苓 30g、泽泻 20g、生山楂 15g、昆布 30g、海藻 20g、姜黄 10g、生蒲黄 10g），此方兼具益气温阳、化痰祛湿、消食祛瘀之效。本例病人即是明显的痰湿体质，故以此方加减：患者无血瘀之证，去姜黄、蒲黄；尿酸偏高，易冬瓜皮为萆薢；海藻、昆布皆苦寒之品，患者脾虚湿盛而热不显，故易昆布为半夏；黄芪用量独重，久服恐有不适，故减量并配以白术；何首乌、枸杞子经现代药理学研究，均有减肥消脂之效，中医看来又具补益之功。

肥胖症属外寒内热、表里俱实者，还可以用防风通圣散加减。中医有句话叫"有病无病，防风通圣"，就是说这个方子既可以治很多病，也可以作为无病时防病的方子。现在医院和药店里有卖中成药防风通圣丸，或者防风通圣颗粒，配合不同的药可以治感冒、便秘、荨麻疹等，但现在很少有人将防风通圣作为防病的保健品了，因为丸药和颗粒药的药量都比较大，没病的情况下不能吃那么多，尤其是大黄和芒硝的量，如果常服防风通圣散中成药的话会导致腹泻。

很多人以为中医治疗肥胖症就是用大黄、番泻叶之类的泻下药，实则不然。泻下药可能会通过一时的腹泻使体重减轻，但不从根本上改善体质、恢复代谢的话，马上就会胖回来，而且用攻下药把脾胃伤了后，脾气虚损，还会越来越胖，所以真正的中医从来都是慎用泻下药的。你看我即使是针对积食的患者，也是用保和丸这类的消食药，只有防风通圣散里有少量的大黄和芒硝，而我开防风通圣散的时候还时常用相对缓和的芦荟代替二者。泽泻那味药虽然有一个"泻"字，但是绝对不会致泻。这是渗湿治水肿的药，是泻水利小便之意。

我去日本的时候，同行的人就买了很多日本的药，其中就有减肥药防风通圣丸，殊不知这是我们自己老祖宗的成果。日本人将防风通圣散做成减肥药，是因为发现防风通圣散在治疗感冒时有减轻体重的作用，却不知有没有深究机制、有没有进行改良。如果真的想用防风通圣减肥，应该去正规医院请中医师开具处方，在防风通圣的思路下，根据个人体质加减成有减肥作用的方子，这才是科学用药，而不是不知变通地使用防风通圣散原方。

此外，辨证取穴施针也是很好的减肥手段。近年来埋线减肥非常火爆，但一定要在正规医院请专人操作。取穴精准、操作得当才能有效刺激经络，从而起到减肥治病的作用。适当拔罐也有助于减肥，尤其是根据个人的体质使用药罐。除了内治、外治和饮食控制，体育锻炼也是非常重要的一环。肥胖症患者首选长跑，可根据自身情况增加肌肉训练。现在城市的空气差了，很多人选择去健身房。我第一次去健身房的时候，面对各式各样的器械不知道该练什么，后来在朋友的指点下制定了锻炼计划。体育锻炼也是门学问，比如肌肉训练，姿势稍微改变，发力的位置就不一样，训练的效果也就不一样了。非专业人士去健身房前可以事先做些功课，市场上这类书很多，有一些软件也很好用，有条件的朋友可以请私教一对一指导。但要切记过犹不及，过度节食和锻炼也是错误的。曾遇一女子，为了减肥去做胃结扎，结果不但肥没减掉，还把自己的消化系统给损伤了。而过度锻炼会给膝关节造成损伤，这种损伤往往是不可逆的。

消瘦症

田某，女，30岁。

BMI16，形瘦面黄，食少纳呆，大便溏、小便黄，舌红苔白腻、有齿痕，脉濡。

方药：

麸炒白术 10g　炒党参 10g　茯苓 10g　陈皮 6g

焦山楂 10g　六神曲 10g　黄连 3g　豆蔻 6g

泽泻 10g　桔梗 10g　广藿香 10g　炙甘草 3g

炒白扁豆 15g　莲子 10g　薏苡仁 15g　山药 10g

焦麦芽 10g　芡实 10g　生姜 3g

30 剂。

◆ 医话：

中医认为，消瘦多为脾胃亏虚所致。脾胃亏虚，饮食不能化生气血，肌肤失养，因而消瘦，故应平补脾胃之气，予四君子汤，夹湿者予参苓白术散，夹湿夹热者予资生丸。

参苓白术散是四君子汤加味而成，而滋生丸也可说是参苓白术散加味而成。参苓白术散有党参、茯苓、白术、甘草、山药、扁豆、莲子、薏苡仁、砂仁、桔梗，除砂仁外，资生丸里都有，且资生丸中的豆蔻功效与砂仁相近。多了黄连、泽泻、藿香、山楂、神曲、麦芽、陈皮和芡实，清湿热而消积滞。本例病人有湿热之象，故以资生丸作汤剂。

王肯堂在《六科证治准绳》中说："余初识缪仲淳时，见袖中出弹丸咀嚼，问之，曰：'得之秘传，名资生丸，饥者服之饱，饱者服之饥。'因疏其方，犹不信其消食之功。已于醉饱后顿服二丸，径投枕卧，夙兴无停滞，始信此方之神。先恭简年高脾弱，食少痰多，余龄葆摄全赖此方。"饥者服之饱，饱者服之饥，可见此方有双向调节作用。有些人对山楂、神曲、麦芽这类消食药的理解有误，觉得瘦人吸收本就不好，用消食药把食物都给消化了，岂不是能吸收的就更少了？其实消食药主要消的是积滞，把积滞消化了，脾胃才能很好地消化。消食药多有开胃之效，如肥胖案中用保和丸治胃热食积证，有山楂、神曲、莱菔子三味消食药，有些人觉得开胃后食欲大增，不利于减肥。开胃指的是开胃气，增强脾胃的受纳消化功能。何况中医不太在意吃了多少，只要吃进去的都能消化就行。所以无论是消瘦还是肥胖，只要有积滞，就是不好的，就要用消食药去消导。王肯堂说服资生丸要用淡姜水，所以我加了生姜。本方亦可做膏方，清代御医将其化裁为老佛爷资生健脾膏，载于《慈禧光绪医方选议》，现代剂量为党参60g、炒白术45g、砂仁30g、木香30g、茯苓60g、陈皮36g、炒柏子仁45g、炒三仙各40g、山药30g、厚朴30g、麸炒枳实36g、炙甘草15g，辅料为蜂蜜。

缪仲淳和王肯堂都是官宦之后，但他父亲早亡，家道中落，少年时生活贫苦，体弱多病。缪仲淳17岁的时候得了疟疾，久治不愈，无奈自行阅读医书，最终在《黄帝内经》"夏伤于暑，秋必疟"的启示下自治而愈。他游历四方，交友广阔，著作颇丰。他曾参与张居正改革，加入东林党，后被东厂追杀，直到魏忠贤失势才幸免于难。

消瘦除脾胃亏虚外，还有可能是胃热，过食辛辣，胃火炽盛，这类病人虽瘦，但吃的可不少，这是胃热善消，予育阴煎。消瘦日久，还需考虑肝、肺、肾。寄生虫、糖尿病、甲亢、结核等病也会引起消瘦，不可不知。

2018年冬，我以小建中汤做膏方为好友王某治疗消瘦：桂枝300g、生白芍600g、生甘草200g、生姜300g、大枣600g、饴糖600g为辅料，每日2次，每次1袋，一举改善了他的形体消瘦、面色苍白、手足不温、餐后不适和疲劳乏力。有的大夫开小建中汤时，因其所在的医疗机构不备饴糖，便不用饴糖，这是不对的。小建中汤去掉饴糖是桂枝加芍药汤，就不是小建中汤了。清代名医汪昂说："夫小建中汤之不用饴糖，犹桂枝汤之不用桂枝。"饴糖柔润芳甘，最合脾土之德，是小建中汤的君药。

视力疲劳症

宫某某，男，27岁。

自觉双目疲劳干涩，曾自予日本参天眼药水，2个月前症状明显，某三甲医院眼科诊断为干眼症，予卡波姆、聚乙烯醇治疗6周，未有明显改善。刻下神疲乏力，目赤。胃纳可、常饮酒，大便溏、小便黄。双手寸脉关脉弦滑，尺脉沉，舌红苔白腻，有齿痕。

方药：

柴胡6g　酒当归10g　生白芍10g　生白术10g

茯苓10g　生甘草3g　牡丹皮10g　黄连3g

陈皮6g　菊花10g　枸杞子10g　泽泻10g

桂枝6g　石菖蒲6g　紫芽姜3片（自备）

7剂。

◆ 医话：

　　本例病人为肝郁脾虚之象，故以逍遥散加减。肝郁化火，应加牡丹皮、栀子，但明代名医赵养葵认为栀子性下，应改为黄连，并加陈皮引经，清代名医黄庭镜对此颇为认同，将其写入自己的《目经大成》，黄庭镜师法养葵，是因黄连、陈皮合用，燥湿之效远胜栀子。菊花、枸杞子是常用于治疗双目干涩的药，菊花清肝明目，枸杞子滋补肝肾明目。传统医学认为肝开窍于目，又有目为五脏六腑之精气，而肾藏精，所以治疗眼疾多从肝、肾论治。

此外，韦氏眼科传人韦文贵先生曾在著作中提出治疗眼科疾病亦要重视脾胃，盖东垣："五脏六腑之精气皆禀受于脾，上贯于目……脾虚则五脏之精气皆失所司，不能归明于目矣。"本例病人脾失健运，湿热内蕴，清阳不升，则目失所养，故加泽泻、桂枝，配茯苓、白术，有五苓散利水渗湿、温阳化气之意，再加一味芳香化湿的石菖蒲开胃通窍。

逍遥散中本有一味生姜，此处改为紫芽姜，就是鲜姜，因其辛温发散之力较弱，且另有疏肝解郁明目之效。大部分医院不备生姜，更别提鲜姜了，但很多卖菜的地方都有得卖。

我嘱病人每日做眼保健操两次。老版眼保健操有按睛明穴、按太阳穴、轮刮眼眶、按四白穴、按风池穴和干洗脸，其中只轮刮眼眶一个动作就刺激了眼周的攒竹、鱼腰、丝竹空、承泣、瞳子髎等穴位。新版眼保健操取消了按睛明穴，是因为睛明穴离眼睛近，怕孩子们用脏手做眼保健操，造成感染，另外增加了按耳垂眼穴、脚趾抓地和按头部督脉穴。做眼保健操对保护视力、缓解疲劳是有效果的，我双眼的视力至今保持在5.1，想必与我时常做眼保健操是有关系的。我经常使用电子产品，有的时候也明显感觉双目疲累，王琦教授的弟子任晓娟博士为我针刺了睛明、鱼腰、太阳、承泣诸穴后，明显感觉有所好转。此外，我告诉病人，眼睛十分难受时，仍可使用聚乙烯醇滴眼液，这是滋润剂，且是单支装，单次用后即弃，药品不会被污染。至于其他的网红眼药水多含抗生素，且有防腐剂，还是不要擅自使用的好。滴眼时不要碰到眼睛，滴完运目9周，这也是缓解视疲劳的好办法。

患者1周后反馈症状明显好转，但偶尔仍有疲劳之感，上方易泽泻为车前子10g，去桂枝，加制何首乌10g以养肝血。

跳出病例来看，视力疲劳属肝经有热者，可予凉肝明目散，肝血不足者可予芎归明目丸，肝肾阴虚者可予湖南省名老中医李传课教授的明目地黄丸加减方（熟地黄12g、生地黄12g、枸杞子12g、桑葚12g、女贞子12g、山药9g、牡丹皮9g、红花6g），脾虚湿蕴者可予当归芍药散，阳虚血瘀者可予助阳活血汤，阳虚甚者合麻黄附子细辛汤。

保护视力要劳逸结合，少看电子屏幕，不得不看时屏幕不要调得太亮，不要在昏暗的环境下久看，更不要侧躺着久看，多极目远眺。出现近视、老花眼时，不一定是损伤或退化，先要考虑是不是脏腑出了问题。长期用眼的朋友可以用枸杞子、菊花和桑叶代茶饮，有黑眼圈的朋友可以用玫瑰、红花、栀子、茯苓煎液外敷，也可选用网红产品眼罩热敷。此外，中医也有滴眼液，叫拨云锭，是昆明老拨云堂的镇店之宝，老拨云堂与北京同仁堂、天津达仁堂（乐家老铺）、杭州胡庆余堂并称四大堂。

附高眼压案：朋友王某，此前因溢乳经余汤药治疗1周，其后反馈症状基本消失，唯平素眼压较高，询问能否医治。我说眼压是西医的概念，我不太清楚，只在书上（《中国百年百名中医临床家丛书·韦文贵》）看过升眼压的案例（补中益气汤），没见过降眼压的。此人除体检发现眼压较高外，余无不适，我便让她去东方医院挂孙艳红大夫的号。与此同时，我在网上查找中医中药调节眼压的资料，找到一则苓桂术甘汤降眼压的信息。我心想苓桂术甘汤是治疗脾虚水停的方剂，难道眼压高是脾虚造成的吗？带着这个疑问，我翻看了教材（刘渡舟先生主编的《伤寒论讲解》）。原来脾虚水停是桂枝去桂加茯苓白术汤的病机，而苓桂术甘汤的病机是气上冲逆。水性沉降，本不应冲逆于上，而见冲逆者，多是肝气上激使然，故用桂枝疏肝理气。我初读此书时年纪尚轻，对很多不懂的地方不求甚解。所以对待好书，必须要多读多思。后来这位朋友因为工作原因一直没去就诊，于是我依法开了茯苓20g、桂枝12g、白术10g、甘草9g、决明子10g、车前子15g、牛膝10g。

勃起功能障碍

郝某，男，40岁。

主诉阳痿3年，疲软不坚，难以进入，曾自服六味地黄丸

4个月，罔效。刻下肢冷汗出，腰膝酸软，眠差易醒，偶

有心悸，便秘，2~3日一行。舌红苔白，舌下瘀，脉濡。

方药：

附子12g　干姜9g　炙甘草9g　党参30g

山茱萸10g　龙骨20g　牡蛎20g　磁石30g

丁香3g　丹参10g　全瓜蒌20g　薤白6g

43度白酒30m1（自备）

7剂。

◆ 医话：

勃起功能障碍是西医的病名，中医称阳痿。西医男科是从20世纪70年代以后才开始快速发展的，此前只对阴茎、睾丸和精子有简单的认识，研究和治疗都远不如中医源远流长，但阳痿一词在有些场合说出略有不雅，所以我常用西医的叫法，或称ED（Erectile Dysfunction）。

本病是男科常见病，我将其分为痰湿困脾、湿热下注、肝气郁结、瘀血阻络、脾胃气虚、肾阴亏虚、命门火衰和惊恐伤肾八个证型，如果不能对证下药，那么治疗就是无效的，还有可能反

受其害。本例病人是命门火衰证，但他自行用了治疗肾阴亏虚证的药，自然无效。我所接触过的阳痿病人多病在肝胆，而选此命门火衰证为例，是因此前应无医家以破格救心汤治疗阳痿，而病人服后诸症得减，是为特例，故述于此。

在很多人的印象中，阳痿是肾虚所致，所以六味地黄丸、金匮肾气丸、五子衍宗丸卖得很好，很多带有"鞭""参茸""补肾"之类字样的保健品更是大行其道。以前的人生活条件差，阳痿、不育多是虚证，现在生活条件好了，现代人还往往贪酒嗜肉、滥用滋补，所以阳痿属肾虚者十之一二，属实证者十之八九，中医治病也要与时俱进，不能墨守成规。

其中痰湿困脾者多为脾失健运，湿邪内蕴，囚困脾土。脾主肌肉，痰湿困脾则形体肥胖、四肢乏力、宗筋疲软，可予二陈汤加减。曾治一此证者，用二陈汤加地龙、僵蚕、牛膝各10g，两周后显效。

湿热下注证者多为湿邪内蕴、郁而化热、下注宗筋，多有阴囊潮湿腥臭，可予龙胆泻肝汤加减。

肝气郁结证者多为肝失疏泄、气滞郁结，多有情志抑郁、梅核气、胸闷等，王琦教授认为这一证型在阳痿患者中最为常见，可以用他的疏肝振痿汤（柴胡12g、枳壳10g、杭白芍15g、白蒺藜20g、合欢皮20g、丁香6g、蜈蚣2条、乳香6g、九香虫10g、炙甘草6g）或疏肝益阳胶囊（蒺藜、柴胡、蜂房、地龙、水蛭、九香虫、紫梢花、蛇床子、远志、肉苁蓉、菟丝子、五味子、巴戟天、蜈蚣、石菖蒲）。

无论是疏肝振痿汤还是疏肝益阳胶囊，我们可以发现里面都有很多活血药。气血不畅，阻于宗筋脉络，亦可致阳痿，当瘀血阻络为主证时，多有刺痛，舌有瘀点，舌下络脉瘀张，可予血府逐瘀汤加减。

以上四种俱为实证，若单纯脾失健运，无湿热、痰湿之象，即为脾胃气虚证。经筋以气血为本，气血得脾胃运化水谷之精微，所以说阳明主宗筋。若脾胃气虚，失于健运，则宗筋失养，多有疲劳乏力、少气懒言、食少纳呆，可予九香长春饮。此方见于《王琦男科学》，书中未写明剂量，我用此方时定为九香虫 10g、蜂房 10g、党参 10g、黄芪 10g、白术 10g、茯苓 10g、泽泻 10g、山药 10g、白芍 10g、桂枝 6g、炙甘草 3g。其中九香虫健脾益胃、兴阳起痿为君，故用量独重。蜂房 10g 是王琦老师的常用量，有人说蜂房 10g 超量了，《中华人民共和国药典》上的上限是 5g，但我手上的教材写的是 12g。淄博市中心医院孙立亭教授在《蜂房的临床研究与应用现状》一文中写道，蜂房水煎剂的用量至 15g 时，无明显不良反应，用至 49g 时，个别患者出现胃部灼烧感或呕吐，与甘草同用可减轻此不良反应。

　　肾阴亏虚证多见潮热盗汗、咽干颧红、失眠多梦等，我常予国医大师路志正教授的沙苑清补汤：沙苑蒺藜 12g、莲子肉 12g、芡实 12g、生龙骨 21g、生牡蛎 21g、川黄连 3g、大生地黄 6g、栀子 3g、麦冬 9g、五味子 6g。此方既固肾水，又息心火，坎离既济，心肾交通。此证还可以用中成药六味地黄丸，此方补泻结合，配伍得非常好，但丸药起效较慢，需持之以恒。有的书上把左归饮定为肾阴亏虚证的主方，我认为是不合时宜的。左归饮去掉了六味地黄丸中的牡丹皮、泽泻，适用于纯虚无火者，但当下肾阴亏虚者多伴有虚火内扰，六味地黄丸已是底线，岂可不用牡丹皮、泽泻？

　　命门火衰证多见肢寒畏冷，可予寒谷春生丹。本例病人阳虚寒盛，命门火衰，我先想到四逆汤；眠差易醒，我便想到龙骨、牡蛎；再加上党参、山茱萸敛气止汗，是不是有点像破格救心汤？破格救心汤里还有磁石和麝香，其中磁石安神养肾，配伍丁香是治疗阳痿的对药。磁石镇益真精能守，丁香纯阳走窜善行，二者搭配则精充气畅、神秘阳兴。磁石是矿物药，易耗伤胃气，但我们有 30g 党参，且随症加减，自是无虞。麝香功在开窍醒神，本例病人无须使用。

　　李洪渊大夫用破格救心汤时常加丹参，常合瓜蒌薤白白酒汤，而本例病人偶有心悸，舌瘀络张，正好加丹参活血通脉；患者大便数日一行，瓜蒌仁润肠通便；薤白通阳行气，是治疗胸痹之要药。患者家里有43度的红星二锅头酒，我嘱每次煎药时加一小杯，三钱杯一杯约为15ml，当然是在不开车的前提下。中药和西药不同，吃头孢类抗生素不能喝酒，否则可能发生双硫仑样反应，但一些中药反而是要加酒的，比如炙甘草汤用"清酒七升"，当归芍药散"酒和"。汉代一升相当于现代200ml，但古代的酒度数较低，现代不能用那么多，否则煎药时容易自燃。此外，每日配合艾灸关元穴。

患者再见到我时，说自己最明显的改变是消失已久的晨勃又出现了，而且腿也不那么凉了，大便稍有改善，但还是不能一天一次。此效果已出乎我之意料，此方名为破格救心，并非破格治痿，除了加一味丁香外，未出原方的化裁，但治疗阳痿的效果显著，可见中医的精髓是辨证，不可拘泥于病名。我没有把破格救心汤作为我治疗命门火衰证的主方，是因为破格救心汤纯是温里一派，大补命门之火，但缺少补阳之品。温里药、补阳药各有所长，不可相互替代。寒谷春生丹既有温里之附子、肉桂，又有补阳之杜仲、仙茅、巴戟天等，更为全面。

惊恐伤肾证多因行房时受到惊吓，或平素胆虚易惊，可予宣志汤，且伴侣的配合亦尤为重要。

此外，关于西药万艾可（伟哥），国医大师邓铁涛教授是大力抵制的。他认为阳痿是身体出现偏颇后的一种自我保护，使用药物强行令其勃起，是在透支自己的健康。犹如病马跑不动了，主人不去医治，而是猛施鞭打使之快跑，不死何待？马死了还能够另换一匹，器官坏了就不好办了。

早泄

黄某某，男，21岁。

主诉自初次性交起时间即小于1分钟，严重时插入即射。

有包皮，可正常翻露。偶有口舌生疮，长年熬夜，潮热多
梦，小便黄，舌红苔薄白，脉细数。

方药：

黄连3g　生地黄10g　当归10g　甘草10g

茯神10g　酸枣仁10g　远志6g　党参10g

莲子10g　天冬10g　熟地黄10g　黄柏6g

砂仁3g　延胡索10g　牡蛎20g　鸡内金10g

30剂。

◆ 医话：

早泄的病机与阳痿类似，所以治法大同小异。痰湿困脾者予
二陈汤加减，湿热下注者予龙胆泻肝汤加减，肝气郁结者常予逍
遥散合四逆散加减，瘀血阻络者予血府逐瘀汤加减，脾胃气虚者
予九香长春饮加减，肾阴亏虚者予二地鳖甲煎加减，命门火衰者
予寒谷春生丹加减。

大同是指选方思路相同，小异则是具体加减有异。如肝气郁
结型阳痿也可以用逍遥散合四逆散加减，疏肝振痿汤中的柴胡、
枳壳、白芍、甘草就是四逆散，但疏肝振痿汤加了芳香走窜、活
血起痿之品，就成了治疗阳痿的专方。同样是脾胃气虚证，治疗

早泄时可以加入收涩固精的金樱子。

肾阴亏虚证的主方改为二地鳖甲煎，是因为我在本节中将阴虚火旺、心肾不交单列为君相火旺证，而单纯肾阴亏虚或阴虚火旺者用二地鳖甲煎更为适合。手淫过度者多阴虚火旺，手淫本身无害，但频率较高、方法不当就有害健康了。我治阳痿时曾要求一些病人每天记录睡眠时间、晨勃情况和射精次数，发现大部分人射精后的休息时间往往要比不射精时长，由此观之行房或手淫确实对身体有所消耗。除了心肾不交，我还加了心脾两虚、湿热肾虚两型，另将惊恐伤肾证改为心胆气虚证。早泄病人少有突然遭受惊吓所致，多为平素胆虚易惊，所以更名为心胆气虚更为恰当。

本例病人属君相火旺，君火即心火，肾水不足，心火上炎就是心肾不交。相火则寄于肝、肾诸脏腑之内，肾阴亏虚、阴不制阳则虚火妄动，君火与相火相合就是君相火旺。《射雕英雄传》中梅超风问马钰"铅汞谨收藏"是什么意思，马钰说铅体沉坠，以比肾水；汞性流动，而拟心火。铅汞谨收藏就是说固肾水、息心火，修习静功方得有成。不只是练气功，治疗君相火旺型早泄的方法也落在"固肾水、息心火"这六个字上，我们用黄连清心饮合三才封髓丹加减。牡蛎平肝潜阳、收敛固涩，助茯神、酸枣仁、远志安神定志，鸡内金健胃消食、固精止遗（患者有吃夜宵的习惯）。

患者此前曾咨询西医，告知是龟头过于敏感所致，这个说法也是对的。早泄和阳痿一样，单纯肾虚所致者十之一二，其中龟头敏感和心理因素占了一半。对于龟头敏感，西医的办法一个是包皮环切术，再狠一些就是阴茎背神经阻断术。包皮环切术好理解，失去了包皮的保护，龟头长期和内裤摩擦，敏感度自然会下降。如果龟头不能翻露，确实可以行包皮环切术。阴茎背神经阻断术是切断部分阴茎背神经以降低敏感度，这种手术一旦失误，患者可能再无快感，所以存在很大争议。

现代研究表明，中枢神经系统 5-羟色胺是射精控制的关键抑制性神经递质。北京东方医院贾玉森教授认为，龟头过于敏感者多君相火旺，对应的中药方剂可升高 5- 羟色胺，从而延缓射精。如此一来，不用行有创手术也可以降低敏感度。这是中医的整体观，不单单考虑局部，而是通过调节中枢来治疗因阴茎过于敏感导致的早泄。

肝气郁结、心胆气虚都属于心理因素，心胆气虚者可予十味温胆汤加减，此方较温胆汤多了党参、熟地黄、五味子益气养血，酸枣仁、远志宁心安神，现代中医学家蒲辅周先生对此方颇有赞誉。

此外，心脾两虚型多予归脾汤加减，湿热肾虚型可予国家级名老中医徐福松教授的萆薢汤加减：粉萆薢 15g、菟丝子 10g、茯苓 10g、车前子 15g、泽泻 10g、牡蛎 20g、杞子 15g、川续断 10g、山药 20g、沙苑子 10g、丹参 20g、石菖蒲 3g、黄柏 6g、甘草 3g。

还有很多外用的方子可以治疗早泄，锻炼腰部肌肉和做提肛动作亦有辅助之效。

带下病

王某，女，39 岁。

主诉带下色褐，伴腰膝酸软，舌红苔白腻，脉濡数。

方药：

炒山药 30g　麸炒芡实 30g　盐黄柏 6g　酒车前子 5g

白果 10g

4 剂。

◆ 医话：

　　带下病多为白带，黄带、赤带亦有之，傅青主先生将带下分为白、青、黄、黑、赤五色，褐色虽不属五色之一，但以舌脉、症状而言，是阴虚湿热之证，这点与黄带相似，故予治疗黄带的易黄汤。原方中车前子的用量是一钱，但根据现代用药习惯，一钱恐怕难以奏效，故改为5g；白果十枚，一枚约为1g，故予10g。此方用药虽少，但配伍精妙，山药、芡实补益脾肾，黄柏、车前子清热利湿，白果收涩止带。患者服完后反馈带下基本止住，且颜色变浅，我另予完带汤加减收尾：土炒白术10g、炒山药10g、党参10g、酒白芍10g、酒车前子10g、麸炒苍术10g、生甘草6g、陈皮6g、荆芥穗10g、柴胡6g、盐知母10g、盐黄柏6g、生地黄10g、熟地黄10g、枸杞子10g，7剂。

　　完带汤是治疗白带的专方，"夫带下俱是湿证"，党参、白术、山药、苍术、甘草健脾燥湿，柴胡、白芍、陈皮疏肝理气，荆芥、车前子启上导下、祛风渗湿。

　　我治带下病时不将带下颜色作为辨证的唯一标准，仍然遵循中医四诊合参、辨证施治的根本原则，如脾虚湿盛者予中日友好医院许润三教授的健脾止带方：白术50g、泽泻10g、女贞子20g、乌贼骨25g，湿热内蕴者予易黄汤，火热盛极者予利火汤，肾阴亏虚者予知柏地黄丸加减，阳虚寒凝者予《女科切要》中的内补丸，肝郁气滞者予丹栀逍遥散加减。

　　带下的"带"是带脉之意，因带脉不能约束而有此病。《倚天屠龙记》中胡青牛说"十二经和奇经七脉，皆上下周流。唯带脉起小腹之间（少腹之侧）、季胁之下，环身一周，络腰而过，如束带之状……"，这是李时珍《奇经八脉考》中的内容。我对带脉的理解很是浅薄，只找得到带脉穴，针灸此穴可调经止带、燮理下焦。傅青主先生说："带脉者，所以约束胞胎之系也。带脉无力，则难以提系，必然胎胞不固，故曰带弱则胎易坠，带伤则胎不牢。然而带脉之伤，非独跌闪挫气也，或行房而放纵，或饮酒而癫狂，虽无疼痛之苦，而有暗耗之害。"足见带脉之重要。

崩漏

霍某，女，23岁。

主诉子宫出血十余日，量多，西医予止血药，并言三日后不止须手术清宫。清宫是传统人工流产的办法，病人心中惴惴，在其弟的引见下求助于我。刻下出血量多、颜色深红，口干喜饮，烦躁失眠，舌红苔黄，脉滑数有力。

方药：

党参30g　当归10g　茜草10g　棕榈10g

仙鹤草15g　生地黄30g　赤芍10g

1剂。

◆ 医话：

本例病人求治心切，故不予龙骨、海螵蛸等难煎之品，并针刺气海、关元，艾灸隐白，20分钟后停灸起针。病人血海太热，故用生地黄、赤芍、茜草、棕榈、仙鹤草凉血止血，因其有热极伤阴，故其用中生地黄养阴；党参补脾气以统血；当归补中有活，使止血而不留瘀。很多止血药也都有活血化瘀的功效，止血不留瘀、治病不留弊，这是中医的优势。6个小时后，其弟微信告知患者崩漏之势大减，我另予党参20g、当归10g、龙骨20g、牡蛎20g、海螵蛸10g、生地黄20g、白芍10g、茜草10g、续断10g，14剂。

中医治疗崩漏颇有良效，余曾治一患者，崩漏淋漓长达半年，仅服1剂就基本止住，但若用药不当也是贻害无穷。余一友人之母亦有崩漏之证，因年过四十，恐久漏之下气血亏虚，又见血红蛋白确有低下，便请医师加用补血的中药。医师处方归脾丸，岂知服后崩漏更盛。料想友人之母之崩漏与本例病人应属同证，血海既热，治宜凉血，岂可再用当归、龙眼等性温之药。此西医不明中医医理，只知归脾丸健脾补血，却不知补有峻补、滋补、平补、清补、温补之分。

我将崩漏分为气虚、阴虚、阳虚、血热、血瘀、气郁六个证型，气虚者予固冲汤，阴虚者予四物龟甲汤。四物龟甲汤即四物汤加龟甲，崩漏日久、血虚及阴，但用四物汤加龟甲养阴和血，处方简单、功宏力专。这是我在杂志上看到的一则医案，医师见患者久病体虚，恐难以承受药力，仅以四物汤加龟甲治疗，但效如桴鼓。

阳虚者予大补元煎，血热者予清热固精汤，血瘀者予逐瘀止血汤，气郁者予平肝开郁止血汤。

艾灸隐白可以调经统血、疏肝健脾。情势较急者可嚼服人参片，血热者可用西洋参片。

月经失调

陈某某，女，30岁。

主诉月经量少2年，1~2日即止，下血紫黑，痛经。经前烦躁，面红，便秘，颈部僵痛。舌紫暗，苔白腻，有齿痕，舌下瘀，脉实。刻下距末次月经22天。

方药：

葛根12g　麻黄9g　桂枝6g　生姜9g

炙甘草9g　白芍12g　大枣12g　桃仁9g

熟大黄12g　芒硝12g

5剂。

◆ **医话：**

　　此方为葛根汤合桃核承气汤，患者强调自己颈部僵痛，加之不爱出汗，故用葛根汤；舌象血瘀，加之便秘，故加桃仁、熟大黄、芒硝配桂枝、甘草成桃核承气汤。葛根汤即桂枝汤加葛根、麻黄，与桂枝加葛根汤同治太阳病兼"项背强几几"，区别在于是否有汗。葛根汤用途广泛，对月经不调、痛经、多囊卵巢综合征都有不错的效果。《伤寒论》第32条说，太阳与阳明合病者，必自下利（葛根汤主之）。本例病人没有下利，而是便秘，我们用泻热攻下的桃核承气汤与之配合。此外，针刺气海、气穴、大赫、三阴交、太冲、合谷，气穴、大赫分别在脐下三、四寸，前正中线旁开半寸的位置。方中因有大黄、芒硝，我嘱病人若大便次数明显增多，可改为 2 日 1 剂。这个方子是找东直门医院国际部的李玉峰主任抄的，李主任强调务必要饭后服用，以免泻下伐胃。患者 5 日后反馈大便舒畅，好久没有解得这么痛快了，所以虽然大便次数增多，但不曾减药量，我说这就是大黄、芒硝推荡积滞之功。桃核承气汤泻下逐瘀力强，我一般不用。郝万山教授以此方治疗躁狂症、抑郁症和精神分裂症属太阳蓄血证者，效如桴鼓。

此时月经仍未至，舌紫稍减、苔白稍腻，脉同前，我另处方葛根 12g、麻黄 9g、桂枝 6g、生姜 9g、甘草 9g、白芍 40g、大枣 12g、当归 9g、川芎 20g、茯苓 12g、泽泻 20g、白术 12g，5 剂。这是葛根汤合当归芍药散，当归芍药散有养血调肝、健脾利湿的功效，患者的苔是白腻的，所以用茯苓、泽泻、白术健脾祛湿，当归、白芍、川芎补血下血。我在便秘案中提过当归芍药散，此方还是古代的安胎药，能治胎位不正。我嘱患者若有月经来潮，即停药。沈氏女科第十九代传人沈绍功先生在《六百年沈氏祛病绝学》一书中介绍，沈氏调经无论经前、经中、经后都需用药，经前调气、经期调血、经后调肾，其中经前指的是身体有反应但未见红那几天。我对经期用药这点不大认同，女子经期体弱，难以承受药力，伤科针灸尚且不动伤侧动对侧，所以施针用药都应在出现反应之前。即使要用，也应选丹参、鸡血藤一类，慎用桃仁、红花、水蛭、虻虫等。但沈氏调经重调肝肾的思路非常值得我学习，女子以肝为本，调肝应贯穿调经全程，而我遇过五十多岁还没绝经的朋友多肾气充盈。沈氏调肾或用杞菊地黄丸，或用艾附暖宫丸。李成卫老师说，沈师所云杞菊地黄丸由枸杞子、菊花、生地黄、当归（或黄精）、杜仲、桑寄生、石菖蒲、郁金八味药组成，并非市售之杞菊地黄丸。

患者服尽 5 剂后月经来潮，痛经大有缓解，经量略有增加，经期仍短。我处方当归 60g、白芍 320g、川芎 160g、茯苓 80g、泽泻 160g、白术 80g、白酒 140g，做水丸，一日 3 次，一次 10g，午、晚饭后一小时及睡前一小时服。

我本来没学过妇科，后来问的人多了，试着开过几个方子，效果都还不错，同时也买了《钱伯煊妇科医案》学习。钱老的书个案多，论述少，看得不甚明了，后来又买了柴嵩岩教授的书，又看了很多大家的经验集中关于妇科的论述，还看了《傅青主女科》，始窥妇科之门径。

我本拟将月经先期、月经后期、月经先后不定期、月经过多、月经过少各写一案，但思前想后，觉得月经病种类虽多，但总归"辨证施治"四字，因此归为月经失调一案。

我将月经失调分为气虚、血虚、气郁、血瘀、寒凝、血热和痰湿阻滞七型。

气虚型多月经先期、量多、色淡，可予补中益气汤加减。

血虚型多月经后期、量少、色淡，可予归脾汤加减。王琦教授的九种体质中没有血虚，血虚证者多面色萎黄、唇甲色淡，舌淡嫩、少苔，脉细弱或虚数，偶有头晕心悸。

气郁型多月经先后不定期、色黯红、有血块，可予丹栀逍遥散加减。

血瘀型多月经后期、量少、色黯紫、血块多，可予血府逐瘀汤加减。

寒凝型多月经后期、量少、色黯、有血块，可予温经汤加减。《金匮要略》和《妇人大全良方》中均有温经汤，二者同中有异，同的是皆有当归、川芎、人参、牡丹皮、甘草，异的是《金匮要略》中多了吴茱萸、白芍、桂枝、阿胶、生姜、半夏、麦冬，《妇人大全良方》中多了肉桂、莪术、牛膝，可见前者长于温里补虚，后者长于活血祛瘀。《金匮要略》中的温经汤可以说是宫廷剧里的坐胎药，能温中散寒、调经助孕，日本的大塚敬节先生发现其尚有治疗手掌皲裂之效。

血热型多月经先期，且周期长，可予两地汤加减。

痰湿阻滞型多月经后期、量少，可予芎归二陈汤加减。

以上七型为典型证型，临证需随机应变。还有黄连阿胶汤、定经汤、定坤丹、八珍益母丸、艾附暖宫丸、六味地黄丸等，都是我治疗月经病的常用药。

痛经

严某某，女，30岁。

主诉痛经十年许，经期下腹冷痛，遇热则减，工作时需服日本 EVE 止痛药（主要成分为布洛芬）。经量少、色暗、有血块，手足不温，纳差。舌暗苔白润，脉沉紧。刻下距末次月经 18 天。

方药：

麻黄 5g　桂枝 10g　生姜 10g　牡丹皮 10g

附片 10g　制吴茱萸 5g　盐橘核 10g　川芎 10g

醋延胡索 10g　姜半夏 10g　党参 15g　炙甘草 10g

大枣 30g　当归 10g　熟地黄 15g　生白芍 10g

麦冬 20g　胡芦巴 10g

7 剂。

◆ 医话：

月经失调和痛经都是女性常见病，二者病机类似，常同时出现。

我将痛经分为气郁、血瘀、寒凝、湿热瘀阻、气血两虚、肝肾亏损六型，其中气郁血瘀、寒凝和肝肾亏损最为常见。

我们都知道通则不痛、痛则不通，气郁、血瘀都属于不通，多见经期或经前下腹胀痛、拒按。气郁明显者用柴胡疏肝散加减，血瘀明显者用血府逐瘀汤加减。

寒凝者多见经期或经前下腹冷痛，遇热则减，可用温经汤加减。本例病人用的就是温经汤，此方配伍精妙，牡丹皮、半夏和麦冬都用得非常好，我尤为推崇。因患者经期将近，我酌加了几味药以显其效。其中麻黄发汗力强，助桂枝、生姜温散寒邪，生姜以煨熟者为最好。患者不爱出汗，我嘱其温服此药后尽量不要外出，居密室，避风寒，使微出汗。附子温一身之阳气，助吴茱萸散寒止痛。我认为寒凝证必须用温里药，四逆散和当归四逆汤虽然也是名方，但都不如温经汤好用。我认识一位女性朋友，也是痛经寒证十余年，在某私人诊所中药调理经年而不见效。此人三伏天在太阳下仍全身寒冷、触之冰凉，在我所遇之寒证病人中为最甚，我料想她药中必有姜、附之辈，但把方子拿来一看，俱是人参、当归、鹿茸等补虚之品，但求无过、不求有功，难怪经年不愈。延胡索是止痛之要药，助川芎活血祛瘀。胡芦巴温阳止痛，橘核理气止痛，大枣益气和胃。阿胶昂贵，我用熟地黄代替，且该药与当归、白芍、川芎成四物汤。我加补阳药葫芦巴，原是从《中药学》教材上选的，后来看到燕京萧氏妇科有个治痛经的葫芦巴丸加减方，更以葫芦巴为君药，共奏温阳散寒、行气止痛之效。

我一般用温经汤的剂量是吴茱萸5g、附子10g、当归10g、川芎10g、酒白芍10g、党参10g、桂枝10g、熟地黄10g、生姜10g、牡丹皮10g、炙甘草10g、法半夏10g、麦冬20g。若要守十八反，可用肉桂代替附子。十八反第一句是"半蒌贝蔹及攻乌"，是说乌头反半夏、瓜蒌（包括天花粉）、贝母、白蔹和白及。附子是毛茛科多年生草本植物乌头子根的加工品，所以《中华人民共和国药典》规定附子与中药乌头均不可与上述药物同用。附子长于补阳逐寒，乌头长于祛风通痹，二者自不相同，禁忌又怎能"一视同仁"呢？其实附子配半夏古来有之，如医圣张仲景的附子粳米汤、药王孙思邈的大五饮丸、《太平惠民和剂局方》中的十四味建中汤，都是附子与半夏同用，当代许多大家也公开驳斥过附子反半夏之说。现今只要有医师的双签字，大部分药房均予调剂。十八反固然是先辈们总结的经验教训，但也要辩证地对待，况且还有相反相激、相反相成之说。当然，这些都需要建立在基本功扎实、临床经验丰富及做了大量科学实验的基础上。本人经师长教诲，仅敢同用附子、半夏，其余禁忌无不遵守。

湿热瘀阻者多见经期或经前下腹胀痛，连及腰骶，且有下坠感，可用清热调血汤合四妙丸加减。气血两虚者多见经后下腹隐痛、喜按，可用圣愈汤加减。肝肾亏损者多见经后小腹隐痛、腰骶酸痛，可用调肝汤加减。

我曾带朋友去袁尚华老师的门诊看痛经，袁老师说："我教你一招，针刺小腿上的足太阴脾经，效果非常好。"我说："腿上的穴位我找不太准，只能找到阴陵泉和三阴交。"袁老师说："你沿足太阴脾经按下来，找压痛点就行了。"足太阴脾经在小腿上有四个穴位，依次是阴陵泉、地机、漏谷和三阴交，地机和漏谷都在阴陵泉和三阴交的连线上。此外还可以针刺关元、中极和太冲。

帮我校对书稿的金悦婷同学在做一项用嗅法治疗痛经的研究，如果研发成功可以批量生产的话会帮助到很多的人。

痛经

闭经

> 李某，女，16岁。
>
> 主诉月经半年未行（初次月经14岁），形体肥胖、神疲肢倦，易生气，偶有头晕胸闷。某院中医科开血府逐瘀口服液两周，服之罔效，加服黄体酮胶囊，亦罔效。舌淡胖，苔白腻，脉滑。
>
> 方药：
>
> 麸炒苍术 10g　　生白术 15g　　陈皮 10g　　赤茯苓 15g
>
> 竹沥半夏 10g　　当归尾 10g　　黄芩 10g　　桃仁 10g
>
> 水蛭 6g
>
> 5 剂。

◆ 医话：

女子年逾15周岁，月经尚未来潮，或月经来潮后又中断6个月以上者，称为"闭经"，前者称原发性闭经，后者称继发性闭经。其中妊娠期、哺乳期或更年期的月经停闭属生理现象，不作闭经论。

闭经病程较长，属难治之症，因此必要时应采用多种方法综合治疗以提高疗效，同时也要排除先天性生殖器官缺陷，或后天器质性损伤等因素。

闭经主要分为血虚、血瘀、寒凝和痰湿四个证型，血虚者可用小营煎加益母草、丹参、鸡血藤、泽兰，兼阴虚者可再加龟甲，兼阳虚者可加菟丝子，兼气虚者可再加党参、黄芪。血瘀者可用血府逐瘀汤加减（去桔梗），寒凝者可用温经汤加减，痰湿者可用二术汤加减。

本例病人是痰湿之象，故服血府逐瘀口服液无效。素体肥胖，痰湿内盛，阻于冲任、占住血海，则经血不能满溢。此外，若真是血瘀证，投血府逐瘀汤无效，可改用抵当汤。裴永清教授对此方多有推崇，并常于方中加入蛰虫，配水蛭、虻虫以增强活血祛瘀之效。郝万山教授说抵当汤加蛰虫后海陆空三军俱全，加之大黄是地下的根茎，桃仁是树上的种仁，五药合用，是集活血祛瘀药之大成。

很多人都不知道抵当汤的"抵当"是什么意思，起初我以为是"涤荡"之意，后来看到有文章说水蛭别名至掌（zhì zhǎng），但仲景时期没有 zh 这个音，要发 d 的音，因此就成了 dìdǎng，再后来就是现在的"抵当"了。所以"抵当"一词本无特殊含义，直接解释为水蛭汤即可。

清代名医曹颖甫医案中有一则闭经案，名为"抵当汤证误辨为大黄蛰虫丸证"。抵当汤（水蛭、虻虫、桃仁、大黄）和大黄蛰虫丸（大黄、蛰虫、水蛭、虻虫、桃仁、蛴螬、干漆、炒苦杏仁、黄芩、地黄、白芍、甘草）成分相似，且抵当汤常与蛰虫并用，有的同道直接把大黄蛰虫丸当作是抵当汤的成药。但大黄蛰虫丸尚有缓中补虚之效，不利瘀血速去，反令此病人血结日重，奄奄一息，后直投抵当汤，方起死回生。是以遣方用药当慎之又慎，每一味药都须细思，不可孟浪。

盆腔炎

沈某某，女，30 岁。

主诉盆腔炎、附件炎、尿道炎 3 年，白细胞酯酶阳性，既往中西药物治疗效果均不明显且易复发，发作时左下腹酸胀，尿频，白带量多、质黏稠，阴痒，月经量少，有血块，肢寒畏冷，偶有恶心、头痛，易烦躁。舌淡苔白腻，有齿痕，脉涩。

方药：

桂枝 15g　茯苓 15g　牡丹皮 15g　赤芍 15g

燀桃仁 15g　柴胡 15g　生白芍 15g　炒枳壳 15g

炒甘草 15g　附片 10g

7 剂。

◆ 医话：

　　本例病人主诉繁、病程长，当抓主要病症。我辨证为寒凝血瘀，故予桂枝茯苓丸合四逆散加减。我在心律失常案中说过，现在的炙甘草是蜜炙甘草，若用经方，应选较为接近的生甘草。最近听说上海真仁堂单有炒甘草，可以说就是汉代的炙甘草，恰巧患者家住上海嘉定区，园大路有一家真仁堂大药房，故令其去真仁堂抄方拿药。另四逆汤原文上写的是枳实，而古之枳实即是今之枳壳，且枳壳药性相对缓和，故予枳壳。

　　患者 1 周后反馈诸症大减，效不更方，前后以此方加减治疗

7周，经期停服，出差时改服成药桂枝茯苓丸和附子理中丸。我本嘱患者用桂枝茯苓丸配艾附暖宫丸，因患者家中有附子理中丸，临时代替亦无不可。截至本篇完稿时，患者除腹部偶有酸胀外，其余症状全无，月经基本正常，且舌象亦佳。此前自知体弱多病，且长期服用抗生素，不敢谈及生育，如今心情舒畅，已开始计划备孕。

抗生素在中医看来属寒凉之品，体寒者更应慎用。本例患者本来只有盆腔炎和附件炎，用抗生素治疗后非但没好，还查出了尿道炎，试问岂有药证相符但越治越坏的道理？我始终以附子温一身之阳气，身上暖洋洋的，自是春回大地之象。

本篇以盆腔炎命名，该病的主要症状是下腹胀痛，连及腰骶，多伴有白带增多，有急性和慢性之分。我治过几例慢性盆腔炎患者，或用甘姜苓术汤加减，或用当归芍药散加减，或用桂枝茯苓丸加减，均获良效。几例患者均有不同程度的寒凝和血瘀，如今想来可以少腹逐瘀汤为主方，并针刺天枢、带脉、中极、归来、足三里、三阴交。急性盆腔炎热盛者可以用黄芩汤加减，湿盛者可以用猪苓汤去阿胶，酌加当归、丹参等。

此前以甘姜苓术汤治疗慢性盆腔炎时，病人自言从未看过中医、吃过中药，也不信任中药。我说甘姜苓术汤里的甘草、干姜和茯苓都是国家卫生健康委员会认定的药食同源之品，如果不要白术，可以倍用茯苓。此外，我还教她用桂圆、花椒和艾绒制作脐药（南怀瑾肚脐贴），患者1个月后反馈病情大有好转。

阑尾炎

楼某某，男，21岁。

主诉腹痛12小时，现已转移到右下腹，压痛。伴头痛恶心，

低热，体温未查。舌红苔黄腻，脉滑数。

方药：

生大黄 9g　牡丹皮 9g　桃仁 9g　冬瓜子 30g

芒硝 12g　生薏苡仁 30g　败酱草 15g　大血藤 15g

3剂。

◆ 医话：

　　本例是典型的急性阑尾炎，应前往医院就诊，但病人因工作关系不能外出，只得请我救治。本方为大黄牡丹汤合薏苡附子败酱散加减，大黄牡丹汤是中医治疗阑尾炎的主方（阑尾炎属中医肠痈范畴），且药证相符。大黄牡丹汤汤证有一句"或右足屈而不伸，伸则痛剧"，正好契合现代判断阑尾是否正常的闭孔内肌试验。我在爪甲不荣案中提过薏苡附子败酱散，大黄牡丹汤里有攻下的大黄和芒硝，药性比较猛，体弱之人慎用，而薏苡附子败酱散则较为缓和，其中薏苡仁还能健脾。患者身有低热，故去附子，另加大血藤，以增加清热解毒之效。大血藤不但能清热解毒，还可以活血止痛，而且药性平和。我同时针刺曲池、合谷、足三里、阑尾穴和内庭穴，留针半个小时。随后我亦因公外出，晚上回酒店时患者诉疼痛大减，两日后去医院检查，医生诊断此前确

系急性阑尾炎，如今症状已无，不需手术，保守治疗即可。我更方为大黄 3g、牡丹皮 12g、桃仁 9g、冬瓜子 15g、生甘草 6g，7 剂，每日针刺右天枢、足三里、阑尾穴半个小时。阑尾穴是经外奇穴，位于足三里下 2 寸，有的书上说还可以针刺左下腹与右下腹压痛点的对称点。

我的朋友杜某某有慢性阑尾炎，10 年间发作过 8 次，今年发作时输抗生素出现腹泻的不良反应，便联系我介绍中医看诊。我推荐他去睢明河教授的门诊，见睢老师除了用 1 寸半的针针刺穴位外，另用一根 3 寸长针缓慢刺入阑尾的阿是穴，我当时不明就里，后来搜到山东省名老中医李久荣主任写的《针刺治疗阑尾包块 125 例疗效观察》，方知其中道理。

针灸之术博大精深，北京中医医院已故的针灸名家王乐亭先生擅使六寸金针，一针透三穴，故称"金针王乐亭"。

针灸治疗很多急性痛症效果都非常好。我的俄罗斯朋友 Ekatepnha 右胁剧痛，她和她的男朋友都不会说中文，我带他们去医院就诊。西医外科怀疑是急腹症，急查血、尿、彩超和心电图，等结果的时候我请该院的中医专家袁尚华老师给她扎了几针，又在双臂推拿数下。袁老师行针太快，又不留针，我没看出扎的是哪些穴位（主要集中在腹部）。结果出来以后，白细胞竟高达 18.35%，中性粒细胞 15.39%，单核细胞 1.27%，但再回到西医外科时医生见她神色轻松，再次查体已无压痛，只予头孢口服并嘱不适随诊。

痔疮

赵某，男，31岁。

主诉大便下血，有内痔，先便后血，便不干。面色萎黄，

四肢不温。舌红苔薄白，脉沉迟。

方药：

赤石脂 20g　黄芩 10g　生地黄 10g　附片 10g

生白术 10g　生甘草 10g　阿胶 10g　仙鹤草 15g

3剂。

◆ 医话：

　　我在知乎上得到大量赞同的回答一个是关于紫癜的，另一个就是关于痔疮的。一百多年前，美国的特鲁多医生说过这样一句话："有时去治愈，常常去帮助，总是去安慰。"大多数紫癜患者和家属此前从未听过这病，或治疗后反复发作，久不见好，所以焦虑恐慌。每当他们问到我时，我所做的多是安慰。至于痔疮，我则着实帮助了很多患者在免受手术痛苦的情况下战胜疾病。痔疮患者是莆田系医院的目标市场之一，他们往往小病大治，尽可能地让患者住院、手术，使自己利益最大化，罔顾患者感受。诚然，严重的痔疮确实需要手术，但更多的是过度医疗的无良行径。很多轻中度患者和我交流后选择保守治疗，结果不仅比选择手术的病友痛苦少，而且好得快，每当听到这些反馈我都倍感欣慰。

　　中医认为痔乃素积湿热，或血脉不行，以致浊气瘀血流注肛门，

西医认为是静脉丛扩张屈曲所致。我所遇到的痔疮患者有外痔者，亦多有内痔，所以不必刻意区分病灶位置，属湿热者予槐榆煎加减，属血瘀者予桂枝茯苓丸加减，两种情况均需同时使用马应龙麝香痔疮膏，严重者加用马应龙麝香痔疮栓。有个治疗痔疮的中成药叫地榆槐角丸，方子与槐榆煎略有不同，槐榆煎长于清利湿热，地榆槐角丸长于疏风泄热。

关于便血，桂林古本《伤寒杂病论》上说："先血而后便者，此近血也，赤豆当归散主之。先便而后血者，此远血也，黄土汤主之。"我治便血并没有将便和血的先后作为选方的唯一依据，还是以辨虚实为主，属实热者予白头翁汤，酌加地榆、槐花、椿根皮凉血止血，属虚证者予黄土汤或归脾汤补脾摄血，酌加三七、仙鹤草。此外，还有一种不寒不热的情况，或因风邪客于肝经，疏泄太过，致使肝血不藏、血从便下，可予《济生》乌梅丸（炒僵蚕 14g、乌梅 21g）。三种情况均需同用马应龙麝香痔疮膏。

笔者曾治一肛裂者，大便干结，嘱内服中成药润肠丸，另予炉甘石 50g、珍珠 10g 打粉外扑，或用凡士林调匀外搽。

若遇脱肛者，可以补中益气汤为主方，重用柴胡升提，人参、黄芪增助体气。外治以卷柏水煎熏洗，再用枯矾、五倍子打粉外扑，或用香油调匀外搽、针刺百会穴。

对于痔疮患者还可以艾灸神阙，酌情针刺百会、中脘、天枢、关元、二白、血海、足三里等穴位，已经做了手术的也可以使用中药减轻伤口疼痛、促进伤口愈合。

静脉曲张

许某，女，23岁。

下肢青筋怒张迂曲1周，有健身的习惯，近期因工作原因
站立时间较长，偶有抽筋。月经后期，痛经。舌红苔白稍腻，
有瘀点，脉弦滑。

方药：

党参20g　白术20g　茯苓20g　炒甘草20g

山药20g　莲子10g　扁豆15g　薏苡仁10g

砂仁10g　牛膝10g　川芎20g　酒当归20g

白芍20g　生地黄20g　青皮5g　芦荟5g

昆布5g　皂荚5g　黄连5g

7剂。

◆ 医话：

　　静脉曲张是老年人的常见病，中青年人亦有发生。主要症状
除了明显的静脉曲张团，多伴有酸、沉、胀、痛、乏，部分患者
还会有朝轻暮重的水肿或淤积性皮炎。

　　本病属于中医"筋瘤"范畴，《外科正宗》描述该病："坚
而色紫，垒垒青筋。盘曲甚者，结若蚯蚓。"久站或负重久站是
引起静脉曲张的直接原因，根本原因是禀赋不足，故而气血流行
失畅，瘀血阻滞经脉。从西医的角度解释就是浅静脉内压力持续
升高，加之静脉壁薄弱或瓣膜缺陷，导致浅静脉壁扩张，近端静

脉瓣膜发生闭锁不全。

目前国际上公认治疗静脉曲张最有效的办法是手术，但症状较轻，或症状较重且年高体弱者都不会选择手术。中医中药可以健脾养血、疏筋通脉，从而减轻静脉曲张的症状，但想要完全恢复成原来的样子，目前看来是无法实现的。

针对本例病人，我用参苓白术散合清肝芦荟丸加减。参苓白术散健脾利湿，人参、白术、茯苓、甘草共为君药，山药、莲子、扁豆、薏苡仁共为臣药，砂仁醒脾为佐，桔梗载药上行，本为使药，但本病病位在下，故改为牛膝引药下行。芦荟清肝丸出自《外科正宗》，是瘿瘤第一主治方，筋瘤是瘿瘤的一种。肝统筋，怒动肝火，血燥筋挛则为筋瘤，故予清肝芦荟丸，此亦与本例病人弦滑的脉象相符。清肝芦荟丸里有一味海粉，我查过资料，是海兔科动物蓝斑背肛海兔的卵群带，功效清热养阴、软坚消痰，有的书上认为是海藻或海蛤粉，本次去掉不用。患者半个月后反馈静脉曲张有所减轻，且其后行经时腹痛几无，我嘱咐其减量久服，以观后效。

后又治一例静脉曲张患者，辨证为寒湿，生地黄易熟地黄，去芦荟、黄连、昆布，加附子，虽未恢复如前，但酸沉胀痛和全身的疲劳乏力均有明显改善。

静脉曲张患者应避免长时间站立，睡觉时可以在脚下垫一个小薄被，帮助静脉回流。此外，有人用贺式火针治疗静脉曲张，窃以为若患者既往体健，以此法配合汤药，或可收标本兼治之效。

骨折

晏某某，女，35 岁。

踝部骨折两周，活动受限，拟求中医中药治疗。纳可，眠差，

二便调。舌红苔薄白，脉细数。

方药：

土鳖虫 6g　煅自然铜 10g　乳香 6g　没药 6g

骨碎补 10g　续断 10g　三七粉 1g　牡蛎 20g

女贞子 10g

5 剂。

◆ 医话：

　　本例病人加刺阳陵泉、足三里、承山，由于药物味道不佳，故只予 5 剂，其后按照比例制成水丸常服。

　　无论中医、西医，治疗骨折这一伤科病都需同时使用内服药。其中西医以抗凝药为主，中医亦是以活血祛瘀为基本大法。血不活则瘀不能去，瘀不去则新不能生，尤其是急性期，肿胀疼痛明显，治宜活血祛瘀、消肿止痛，可用血府逐瘀汤加减，根据骨折的部位配伍使药，酌加土鳖虫、虻虫、水蛭血肉有情之品以增加活血祛瘀之力，肿胀严重者加利水药，有热象者加清热药。

　　骨折恢复期以接骨续筋、调补气血肝肾为主，我常以简化独活寄生汤加减。独活寄生汤出自《千金方》，我们家有一本北京药学会 1983 年出版的《中药基础知识简编》，此书 16 开大小，

共 834 页，虽然名为简编，但却是我见过最详尽的中药学教材。其中独活寄生汤作为独活的处方举例，并附有简化方：独活 6g、桑寄生 12g、秦艽 9g、牛膝 9g、杜仲 9g、当归 9g、甘草 3g。其实很多祛风湿药都有舒筋通络、强筋壮骨之效，治骨折时我常于方中加入宽筋藤、伸筋草，并酌加滋阴之女贞子。

我治骨折常用的药还有续断、骨碎补和自然铜。我小时候听一位老大夫说，他和他夫人非常注重对骨头的养护，二老常用杜仲、川续断和骨碎补熬骨头汤喝，后来他们在香港的时候夫人不慎摔了一跤，当地医生发现老夫人无论是 X 片的检查结果还是实际恢复情况都远强于一般老年人。

自然铜也是常用的断骨接续之药，我的好友谢荣鹏先生告诉我这味药治疗骨伤病效如桴鼓。谢荣鹏先生是小说《首席医官》的作者，也是郭博信老师的弟子，他说民间有个治骨伤的偏方，用古铜钱磨末，必须是老辈儿传下来的铜钱，长满绿锈的那种，内服外敷。他一开始不是很相信，后来把这个偏方告诉了一位骨折的朋友，人家用了以后确实好得很快。再后来他学了中医，再一想这事儿，对啊，这不就是中药自然铜吗？

小儿发烧

刘某，男，6岁。

家长代诉，患儿自小易于发烧，1个月前因发烧在某三甲医院输液住院，出院后仍有低热，晚间尤甚。刻下体温37.4℃，腹胀，肚热，无汗。食少，大便干，小便黄。舌红苔黄腻，脉滑数。

方药：

焦山楂 10g　焦六神曲 10g　焦谷芽 10g　陈皮 6g

佛手 10g　茯苓 10g　连翘 8g　荆芥穗 10g

甜叶菊 2g

5剂。

◆ **医话：**

本例患儿是积食发热，《小儿卫生总微论方》上说："小儿身热，时发时退，退但肚热，或夜发热，面黄，腹胀，吐泻，乳食不化，粪酸臭异常，此为食伤。"小儿发育迅速，对水谷精微的需求量大，但脾胃运化功能却相对薄弱，最易发生积食。积而化热，故以保和丸为主方消食和胃，加荆芥穗芳香透热。

《小儿药证直诀》上说："小儿脏腑柔弱，易虚易实，易寒易热。"所以遣方用药当补泻并用、寒温适度，避免脾胃先受伤于食、再受伤于药。小儿用药，绝非以成人之方按比例相减而定，如保和丸中半夏有小毒，故以佛手代替，莱菔子易伤正气，以谷芽代替。陈皮与佛手是近缘植物，共奏理气和胃之效。山楂、神曲、麦芽合称"三仙"，不用麦芽是因为麦芽善消面食，但患儿以谷食为主，故选善消谷食的谷芽。连翘性寒，但是微寒，既能清里热，又能透热达表相助荆芥穗，故予保留。

荆芥穗性微温，临证时寒热均可用（治热证以银翘散为例）。我在第二个专题发烧案中说，发烧要用石膏，但石膏大寒，小儿应慎用，故改为荆芥穗。荆芥穗退烧的效果也非常好，我们都在高中生物课上学过，下丘脑是体温调节中枢，那么哪种药能最快作用到下丘脑呢，毫无疑问是芳香药。山东中医药大学张思超教授认为芳香透邪首推荆芥穗和青蒿，荆芥穗解表热，青蒿解半表半里之热。

甜菊叶是儿科的常用药，因其味甜，故作调味剂。汤剂的味道也是医者要考虑的因素。"伊尹以元圣之才，撰用《神农本草》以为《汤液》。汉张仲景论广伊尹《汤液》为数十卷，用之多验。"伊尹既是医道元圣，还是厨祖，所以医圣根据他的《汤液经》写出的方子很多味道都不错。有些医生妄用苦寒，使得患者闻中药而色变，这是不对的。对于一些积食或咳嗽的患者，我常加沙棘这味药，味道酸酸的也不错。

我嘱患儿家长服药中病即止，不必尽剂。

附录A：药食同源

以下中药皆为国家卫生健康委员会认定的药食同源之品，中医爱好者可根据药性、药效，在参考的用量范围内使用。根据本人经验，急病者服1剂药后，病症即应有所缓解，慢病者服药1周后，状态亦必有所改善。反之，恐药不对证，应另寻他法，或科学就医，说明所服药食之情况。

南宋名臣李曾伯曾云："用药如用兵，命医犹命将。"医药如将兵，病亦如将兵。曹操注《孙子兵法》说："兵无常形，以诡诈为道。"是故学医者若力有不及，不得勉强，不得护惜声名、一意孤行，如此大违医道之本意也。

解表药—发散风寒药

解表是解除表证之意，发散风寒或风热之表邪，用于外感所致的恶寒、发热、头身疼痛等表证。

紫苏叶

【性味归经】辛，温。归肺、脾经。

【功能主治】解表散寒、行气和胃。用于风寒感冒、咳嗽呕恶、妊娠呕吐、鱼蟹中毒。

【用法用量】5~10g，本人常用量为10g。

白芷

【性味归经】辛，温。归胃、大肠、肺经。

【功能主治】解表散寒、祛风止痛、宣通鼻窍、燥湿止带、消肿排脓。用于感冒头痛、眉棱骨痛、鼻塞流涕、鼻衄、鼻渊、牙痛、带下、疮疡肿痛。

【用法用量】3~10g。本人常用量为6g。

生姜

【性味归经】辛，微温。归肺、脾、胃经。

【功能主治】解表散寒、温中止呕、化痰止咳、解鱼蟹毒。用于风寒感冒、胃寒呕吐、寒痰咳嗽、鱼蟹中毒。

【用法用量】3~10g。本人常用量为3g。

香薷

【性味归经】辛，微温。归肺、胃经。

【功能主治】发汗解表、化湿和中。用于暑湿感冒、恶寒发热、头痛无汗、腹痛吐泻、水肿、小便不利。

【用法用量】3~10g，本人常用量为10g。

【经典配伍】香薷散加减，用于夏季乘凉饮冷，外感于寒、内伤于湿所致的发热恶寒、头痛及腹痛、吐泻等症：香薷15g、炒白扁豆12g、藿香12g。

解表药—发散风热药

薄荷

【性味归经】辛，凉。归肺、肝经。

【功能主治】疏散风热、清利头目、利咽、透疹、疏肝行气。用于风热感冒、风温初起、头痛、目赤、喉痹、口疮、风疹、麻疹、胸胁胀闷。

【用法用量】3~6g，本人常用量为6g，后下。

桑叶

【性味归经】甘、苦，寒。归肺、肝经。

【功能主治】疏散风热、清肺润燥、清肝明目。用于风热感冒、肺热燥咳、头晕头痛、目赤昏花。

【用法用量】5~10g，本人常用量为10g。

菊花

【性味归经】甘、苦，微寒。归肺、肝经。

【功能主治】散风清热、平肝明目、清热解毒。用于风热感冒、头痛眩晕、目赤肿痛、眼目昏花、疮痈肿毒。

【用法用量】5~10g，本人常用量为10g。

【经典配伍】桑叶配菊花，疏散风热、平肝明目。桑菊饮加减，用于风热袭表：桑叶10g、菊花10g、金银花10g、薄荷6g、桔梗10g、杏仁10g、芦根30g、甘草6g。

葛根

【性味归经】甘、辛，凉。归脾、胃、肺经。

【功能主治】解肌退热、生津止渴、透疹、升阳止泻、通经活络、解酒毒。用于外感发热头痛、项背强痛、口渴、消渴、麻疹不透、热痢、泄泻、眩晕头痛、中风偏瘫、胸痹心痛、酒毒伤中。

【用法用量】10~15g，本人常用量为15g。

淡豆豉

【性味归经】苦、辛，凉。归肺、胃经。

【功能主治】解表、除烦、宣发郁热。用于感冒、寒热头痛、烦躁胸闷、虚烦不眠。

【用法用量】6~12g，本人常用量为10g。

大豆黄卷

【性味归经】甘，平。归脾、胃、肺经。

【功能主治】解表祛暑、清热利湿。用于暑湿感冒、湿温初起、发热汗少、胸闷脘痞、肢体酸重、小便不利。

【用法用量】9~15g，本人常用量为12g。

清热药

芦根

【性味归经】甘，寒。归肺、胃经。

【功能主治】清热泻火、生津止渴、除烦、止呕、利尿。用于热病烦渴、肺热咳嗽、肺痈吐脓、胃热呕哕、热淋涩痛。

【用法用量】15~30g，本人常用量为15g；鲜品用量加倍，或捣汁用。

【经典配伍】苇茎汤，用于胸痛咳嗽、痰脓腥臭：芦根30g、生薏苡仁15g、桃仁12g、冬瓜子30g。

栀子

【性味归经】苦，寒。归心、肺、三焦经。

【功能主治】泻火除烦、清热利湿、凉血解毒；外用消肿止痛。内服用于热病心烦、湿热黄疸、淋证涩痛、血热吐衄、目赤肿痛、火毒疮疡；外治扭挫伤痛。

【用法用量】6~10g，本人常用量为10g。外用生品适量，研末调敷。

【经典配伍】淡豆豉配栀子，清散郁热、除烦。栀子豉汤，用于火郁胸膈：栀子20g、淡豆豉10g。

淡竹叶

【性味归经】甘、淡，寒。归心、胃、小肠经。

【功能主治】清热泻火、除烦止渴、利尿通淋。用于热病烦渴、小便短赤涩痛、口舌生疮。

【用法用量】6~10g，本人常用量为 10g。

炒决明子

【性味归经】甘、苦、咸，微寒。归肝、大肠经。

【功能主治】清热明目、润肠通便。用于目赤涩痛、羞明多泪、头痛眩晕、目暗不明、大便秘结。

【用法用量】9~15g，本人常用量为 10g。

【经典配伍】桑叶、菊花配决明子，疏散肝经风热。

荷叶

【性味归经】苦，平。归肝、脾、胃经。

【功能主治】清暑化湿、升发清阳、凉血止血。用于暑热烦渴、暑湿泄泻、脾虚泄泻、血热吐衄、便血崩漏。

【用法用量】3~10g，本人常用量为 10g。荷叶炭收涩化瘀止血。用于出血和产后血晕。荷叶炭用 3~6g，本人常用量为 6g。

【经典配伍】化气减肥汤加减，用于肥胖、代谢综合征：黄芪 9g、山药 30g、山楂 50g、荷叶 20g、橘络 20g、茯苓 15g、肉桂 10g。

余甘子

【性味归经】甘、酸、涩，凉。归肺、胃经。

【功能主治】清热凉血、消食健胃、生津止咳。用于血热血瘀、消化不良、腹胀、咳嗽、喉痛、口干。

【用法用量】3~9 克，多入丸、散服。

青果

【性味归经】甘、酸，平。归肺、胃经。

【功能主治】清热解毒、利咽、生津。用于咽喉肿痛、咳嗽痰黏、烦热口渴、鱼蟹中毒。

【用法用量】5~10g，本人常用量为6g。

金银花

【性味归经】甘，寒。归肺、心、胃经。

【功能主治】清热解毒、疏散风热。用于痈肿疔疮、喉痹、丹毒、热毒血痢、风热感冒、温病发热。

【用法用量】6~15g，本人常用量为10g。

【经典配伍】金银花配菊花、甘草，清热解毒。

蒲公英

【性味归经】苦、甘，寒。归肝、胃经。

【功能主治】清热解毒、消肿散结、利尿通淋。用于疔疮肿毒、乳痈、瘰疬、目赤、咽痛、肺痈、肠痈、湿热黄疸、热淋涩痛。

【用法用量】10~15g，本人常用量为10g。

马齿苋

【性味归经】酸，寒。归肝、大肠经。

【功能主治】清热解毒、凉血止血、止痢。用于热毒血痢、痈肿疔疮、湿疹、丹毒、蛇虫咬伤、便血、痔血、崩漏下血。

【用法用量】9~15g，本人常用量为15g。外用适量捣敷患处。

鱼腥草

【性味归经】辛，微寒。归肺经。

【功能主治】清热解毒、消痈排毒、利尿通淋。用于肺痈吐脓、痰热喘咳、热痢、热淋、痈肿疮毒。

【用法用量】15~25g，本人常用量为15g，不宜久煎；鲜品用量加倍，水煎或捣汁服。外用适量，捣敷或煎汤熏洗患处。

枳椇子

【性味】甘，平。

【功能主治】止渴除烦、解酒毒、利二便。用于醉酒、烦热、口渴、呕吐、二便不利。

【用法用量】4.5~9g。

【经典配伍】醒酒丸加减，用于酒积伤脾：枳椇子 15g、木瓜 10g、陈皮 6g、青果 6g、赤茯苓 10g、党参 9g、生甘草 3g、生薏苡仁 15g、砂仁 3g、葛花 6g。

菊苣

【性味归经】微苦、咸，凉。归肝、胆、胃经。

【功能主治】清肝利胆、健胃消食、利尿消肿。用于湿热黄疸、胃痛食少、水肿尿少。

【用法用量】9~18g。

泻下药

火麻仁

【性味归经】甘，平。归脾、胃、大肠经。

【功能主治】润肠通便。用于血虚津亏、肠燥便秘。

【用法用量】10~15g，本人常用量为 10g。

郁李仁

【性味归经】辛、苦、甘，平。归脾、大肠、小肠经。

【功能主治】润肠通便、下气利水。用于津枯肠燥、食积气滞、腹胀便秘、水肿、脚气、小便不利。

【用法用量】6~10g，本人常用量为 10g。

【注意事项】孕妇慎用。

【经典配伍】五仁丸加减，用于肠燥便秘：火麻仁、郁李仁、桃仁、杏仁、酸枣仁各 10g，陈皮 6g，或加松子仁 10g。

祛风湿药

木瓜

【性味归经】酸，温。归肝、脾经。

【功能主治】舒筋活络、和胃化湿。用于湿痹拘挛、腰膝关节酸重疼痛、暑湿吐泻、转筋挛痛、脚气水肿。

【用法用量】6~10g，本人常用量为 10g。

蕲蛇

【性味归经】甘、咸，温。归肝经。

【功能主治】祛风、通络、止痉。用于风湿顽痹、麻木拘挛、中风口眼㖞斜、半身不遂、抽搐痉挛、破伤风、麻风、疥癣。

【用法用量】1~9g，本人常用量为 2g；研末吞服，一次 1~1.5g，一日 1~3 次。

乌梢蛇

【性味归经】甘，平。归肝经。

【功能主治】祛风、通络、止痉。用于风湿顽痹、麻木拘挛、中风口眼㖞斜、半身不遂、抽搐痉挛、破伤风、麻风、疥癣。

【用法用量】6~12g，本人常用量为 10g。

芳香化湿药

芳香化湿药气味芳香，可运脾化湿。脾为湿困、运化失职，须以辛香温燥之药运脾健胃、化湿辟浊。

藿香

【性味归经】辛，微温。归脾、胃、肺经。

【功能主治】芳香化浊、和中止呕、发表解暑。用于湿浊中阻、脘痞呕吐、暑湿表证、湿温初起、发热倦怠、胸闷不舒、寒湿闭暑、腹痛吐泻、鼻渊头痛。

【用法用量】3~10g，本人常用量为 10g。

【经典配伍】紫苏叶配藿香，理气宽中、和胃止呕。藿香正气散加减，用于外感于寒、内伤于湿：藿香 20g、紫苏叶 10g、白芷 6g、香薷 10g、陈皮 6g、茯苓 10g、扁豆 10g、大腹皮 10g、桔梗 6g、莱菔子 10g、甘草 3g。

砂仁

【性味归经】辛，温。归脾、胃、肾经。

【功能主治】化湿开胃、温脾止泻、理气安胎。用于湿浊中阻、脘痞不饥、脾胃虚寒、呕吐泄泻、妊娠恶阻、胎动不安。

【用法用量】3~6g，本人常用量为 6g，后下。

【经典配伍】紫苏叶、生姜配砂仁，可行气宽中、止呕安胎。

利水渗湿药

利水渗湿是通利水道、渗泄湿邪之意，使蓄积的湿邪通过小便排出体外。

茯苓

【性味归经】甘、淡，平。归心、肺、脾、肾经。

【功能主治】利水渗湿、健脾、宁心。用于水肿尿少、痰饮眩悸、脾虚食少、便溏泄泻、心神不安、惊悸失眠。

【用法用量】10~15g，本人常用量为 10g。

【经典配伍】参苓白术散加减，用于脾胃气虚夹湿：人参

3g、茯苓 12g、炒甘草 12g、山药 12g、莲子 6g、炒白扁豆 12g、薏苡仁 6g、砂仁 6g、桔梗 6g。

薏苡仁

【性味归经】甘、淡,凉。归脾、胃、肺经。

【功能主治】利水渗湿、健脾止泻、除痹、排脓、解毒散结。用于水肿、脚气、小便不利、脾虚泄泻、湿痹拘挛、肺痈、肠痈、赘疣、癌肿。

【用法用量】9~30g,本人常用量为 30g。

【经典配伍】湿热调体方加减,用于湿热:薄荷 6g、淡竹叶 10g、金银花 10g、蒲公英 10g、马齿苋 15g、藿香 10g、茯苓 10g、生薏苡仁 15g。

赤小豆

【性味归经】甘、酸,平。归心、小肠经。

【功能主治】利水消肿、解毒排脓。用于水肿胀满、脚气浮肿、黄疸尿赤、风湿热痹、痈肿疮毒、肠痈腹痛。

【用法用量】9~30g,本人常用量为 20g。外用适量,研末调敷。

【经典配伍】扁鹊三豆饮,用于燥热:黑豆 30g、绿豆 30g、赤小豆 30g。

温里药

温里即温里散寒之意,部分药物还具有回阳救逆之效。

干姜

【性味归经】辛,热。归脾、胃、肾、心、肺经。

【功能主治】温中散寒、回阳通脉、温肺化饮。用于脘腹冷痛、呕吐泄泻、肢冷脉微、寒饮喘咳。

【用法用量】3~10g，本人常用量为 10g。

【经典配伍】理中丸加减，用于中焦虚寒：人参 3g、炒甘草 10g、干姜 10g。

炮姜

【性味归经】辛，热。归脾、胃、肾经。

【功能主治】温经止血、温中止痛。用于阳虚失血、吐衄崩漏、脾胃虚寒、腹痛吐泻。

【用法用量】3~9g。

肉桂

【性味归经】辛、甘，大热。归肾、脾、心、肝经。

【功能主治】补火助阳、引火归元、散寒止痛、温通经脉。用于阳痿宫冷、腰膝冷痛、肾虚作喘、虚阳上浮、眩晕目赤、心腹冷痛、虚寒吐泻、寒疝腹痛、痛经经闭。

【用法用量】1~5g，本人常用量为 5g。

【注意事项】有出血倾向者及孕妇慎用；不宜与赤石脂同用。

花椒

【性味归经】辛，温。归脾、胃、肾经。

【功能主治】温中止痛、杀虫止痒。内服用于脘腹冷痛、呕吐泄泻、虫积腹痛；外治湿疹、阴痒。

【用法用量】3~6g，本人常用量为 3g。外用适量，煎汤熏洗。

【经典配伍】大建中汤，用于脾胃虚寒：花椒 6g、干姜 12g、人参 3g、饴糖 30g。

丁香

【性味归经】辛，温。归脾、胃、肺、肾经。

【功能主治】温中降逆、补肾助阳。用于脾胃虚寒、呃逆呕吐、食少吐泻、心腹冷痛、肾虚阳痿。

【用法用量】1~3g，本人常用量为 3g，内服或研末外敷。

【注意事项】不宜与郁金同用。

【经典配伍】丁香散，用于胃虚气逆：人参 3g、丁香 1.5g、藿香 5g。

高良姜

【性味归经】辛，热。归脾、胃经。

【功能主治】温胃止呕、散寒止痛。用于脘腹冷痛、胃寒呕吐、嗳气吐酸。

【用法用量】3~6g，本人常用量为 6g。

【经典配伍】炮姜配高良姜，可散寒。二姜丸，用于胃寒疼痛：炮姜 6g、高良姜 6g。

小茴香

【性味归经】辛，温。归肝、肾、脾、胃经。

【功能主治】散寒止痛、理气和胃。用于寒疝腹痛、睾丸偏坠、痛经、少腹冷痛、脘腹胀痛、食少吐泻。

【用法用量】3~6g，盐小茴香暖肾散寒止痛，用于寒疝腹痛、睾丸偏坠、经寒腹痛。本人常用量为 6g。

【经典配伍】香橘散，用于睾丸偏坠胀痛：盐小茴香 6g、橘核 10g、山楂 10g。

八角茴香

【性味归经】辛，温。归肝、肾、脾、胃经。

【功能主治】温阳散寒、理气止痛。用于寒疝腹痛、肾虚腰痛、胃寒呕吐、脘腹冷痛。

【用法用量】3~6g。

黑胡椒

【性味归经】辛，热。归胃、大肠经。

【功能主治】温中、散寒、健胃。内服用于风寒感冒、脘腹冷痛、腹泻、食欲不振、癫痫；外治受寒腹痛、肢体疼痛。

【用法用量】0.6~1.5g，吞服；外用适量，研末，加于膏药上贴脐及患处。

理气药

理气是舒畅气机之意。

陈皮

【性味归经】苦、辛，温。归肺、脾经。

【功能主治】理气健脾、燥湿化痰。用于脘腹胀满、食少吐泻、咳嗽痰多。

【用法用量】3~10g，本人常用量为6g。

【经典配伍】异功散加减，用于脾胃气虚、气机微有不畅：人参3g、茯苓10g、炒甘草3g、陈皮5g。

橘红

【性味归经】辛、苦，温。归肺、脾经。

【功能主治】理气宽中、燥湿化痰。用于咳嗽痰多、食积伤酒、呕恶痞闷。

【用法用量】3~10g。

佛手

【性味归经】辛、苦、酸，温。归肝、脾、胃、肺经。

【功能主治】疏肝理气、和胃止痛、燥湿化痰。用于肝胃气滞、胸胁胀痛、胃脘痞满、食少呕吐、咳嗽痰多。

【用法用量】3~10g，本人常用量为10g。

香橼

【性味归经】辛、苦、酸，温。归肝、脾、肺经。

【功能主治】疏肝理气、宽中、化痰。用于肝胃气滞、胸胁胀痛、脘腹痞满、呕吐噫气、痰多咳嗽。

【用法用量】3~10g，本人常用量为6g。

代代花

【性味】甘、微苦，平。

【功能主治】理气宽胸、开胃。用于胸脘胀闷、恶心、食欲不振。

【用法用量】1.5~2.5g。

薤白

【性味归经】辛、苦，温。归心、肺、胃、大肠经。

【功能主治】通阳散结、行气导滞。用于胸痹心痛、脘腹痞满胀痛、泻痢后重。

【用法用量】5~10g，本人常用量为6g。

玫瑰花

【性味归经】甘、微苦，温。归肝、脾经。

【功能主治】行气解郁、和血、止痛。用于肝胃气痛、食少呕恶、月经不调、跌扑伤痛。

【用法用量】3~6g，本人常用量为6g。

刀豆

【性味归经】甘，温。归胃、肾经。

【功能主治】温中、下气、止呃。用于虚寒呃逆、呕吐。

【用法用量】6~9g。

消食药

山楂

【性味归经】酸、甘，微温。归脾、胃、肝经。

【功能主治】消食健胃、行气散瘀、化浊降脂。用于肉食积滞、胃脘胀满、泻痢腹痛、瘀血经闭、产后瘀阻、心腹刺痛、胸痹心痛、疝气疼痛、高脂血症。

【用法用量】9~12g。焦山楂消食导滞作用增强，用于肉食积滞、泻痢不爽。本人常用量为 10g。

【经典配伍】保和丸加减，用于食积停滞：焦山楂 20g、焦麦芽 10g、莱菔子 10g、鸡内金 10g、陈皮 6g、茯苓 10g、栀子 10g。

麦芽

【性味归经】甘，平。归脾、胃经。

【功能主治】行气消食、健脾开胃、回乳消胀。用于食积不消、脘腹胀痛、脾虚食少、乳汁郁积、乳房胀痛、妇女断乳、肝郁胁痛、肝胃气痛。

【用法用量】10~15g。生麦芽健脾和胃，疏肝行气，用于脾虚食少、乳汁郁积，本人常用量为 15g。炒麦芽行气消食回乳，用于食积不消、妇女断乳，本人常用量为 15g，回乳用 60g。焦麦芽消食化滞，用于食积不消、脘腹胀痛，本人常用量为 10g。

莱菔子

【性味归经】辛、甘，平。归肺、脾、胃经。

【功能主治】消食除胀、降气化痰。用于饮食停滞、脘腹胀痛、大便秘结、积滞泻痢、痰壅喘咳。

【用法用量】5~12g，本人常用量为 10g。

鸡内金

【性味归经】甘，平。归脾、胃、小肠、膀胱经。

【功能主治】健胃消食、涩精止遗、通淋化石。用于食积不消、呕吐泻痢、小儿疳积、遗尿、遗精、石淋涩痛、胆胀胁痛。

【用法用量】3~10g，本人常用量为 10g。

沙棘

【性味归经】酸、涩，温。归脾、胃、肺、心经。

【功能主治】健脾消食、止咳祛痰、活血散瘀。用于脾虚食少、食积腹痛、咳嗽痰多、胸痹心痛、瘀血经闭、跌扑瘀肿。

【用法用量】3~10g。

驱虫药

榧子

【性味归经】甘，平。归肺、胃、大肠经。

【功能主治】杀虫消积、润肺止咳、润肠通便。用于钩虫病、蛔虫病、绦虫病、虫积腹痛、小儿疳积、肺燥咳嗽、大便秘结。

【用法用量】9~15g。

止血药

小蓟

【性味归经】甘、苦，凉。归心、肝经。

【功能主治】凉血止血、散瘀解毒消痈。用于衄血、吐血、尿血、血淋、便血、崩漏、外伤出血、痈肿疮毒。

【用法用量】5~15g，本人常用量为 15g。

槐花

【性味归经】苦，微寒。归肝、大肠经。

【功能主治】凉血止血、清肝泻火。用于便血、痔血、血痢、崩漏、吐血、衄血、肝热目赤、头痛眩晕。

【用法用量】5~10g，本人常用量为 10g。

白茅根

【性味归经】甘，寒。归肺、胃、膀胱经。

【功能主治】凉血止血、清热利尿。用于血热吐血、衄血、尿血、热病烦渴、湿热黄疸、水肿尿少、热淋涩痛。

【用法用量】9~30g，本人常用量为 15g。

【经典配伍】芦根配白茅根，清泻肺胃蕴热、生津止渴。

活血祛瘀药

桃仁

【性味归经】苦、甘，平。归心、肝、大肠经。

【功能主治】活血祛瘀、润肠通便、止咳平喘。用于经闭痛经、癥瘕痞块、肺痈肠痈、跌扑损伤、肠燥便秘、咳嗽气喘。

【用法用量】5~10g，本人常用量为 10g。

【注意事项】孕妇慎用。

化痰药—温化寒痰药

黄芥子

【性味归经】辛，温。归肺经。

【功能主治】温肺豁痰利气、散结通络止痛。用于寒痰咳嗽、胸胁胀痛、痰滞经络、关节麻木及疼痛、痰湿流注、阴疽肿痛。

【用法用量】3~10g，本人常用量为 10g。外用适量。

化痰药—清化热痰药

胖大海

【性味归经】甘，寒。归肺、大肠经。

【功能主治】清热润肺、利咽开音、润肠通便。用于肺热声哑、干咳无痰、咽喉干痛、热结便闭、头痛目赤。

【用法用量】2~3枚，沸水泡服或煎服。

昆布

【性味归经】咸，寒。归肝、胃、肾经。

【功能主治】消痰软坚散结、利水消肿。用于瘿瘤、瘰疬、睾丸肿痛、痰饮水肿。

【用法用量】6~12g，本人常用量为10g。

止咳平喘药

炒苦杏仁

【性味归经】苦，微温。归肺、大肠经。

【功能主治】降气止咳平喘、润肠通便。用于咳嗽气喘、胸满痰多、肠燥便秘。

【用法用量】5~10g，本人常用量为10g。

【经典配伍】杏仁配紫苏叶，宣肺发表、散寒止咳。杏苏散加减，用于风寒感冒、咳嗽：苦杏仁10g、紫苏叶10g、紫苏子10g、茯苓10g、桔梗6g、代代花6g、生甘草3g、生姜10g、大枣10g、陈皮6g。

桑叶配杏仁，清肺热、润肺燥。桑杏汤加减，用于燥热伤肺：桑叶6g、杏仁10g、玉竹12g、胖大海3g、淡豆豉6g、栀子6g、梨皮6g。

桃仁配杏仁，止咳平喘。

紫苏子

【性味归经】辛，温。归肺经。

【功能主治】降气化痰、止咳平喘、润肠通便。用于痰壅气逆、咳嗽气喘、肠燥便秘。

【用法用量】3~10g，本人常用量为10g。

【经典搭配】莱菔子、芥子配紫苏子，降气豁痰、消胀定喘。三子养亲汤，用于咳嗽痰盛、喘满腹胀：炒莱菔子9g、炒芥子9g、炒紫苏子9g。

桔梗

【性味归经】苦、辛，平。归肺经。

【功能主治】宣肺、利咽、祛痰、排脓。用于咳嗽痰多、胸闷不畅、咽痛音哑、肺痈吐脓。

【用法用量】3~10g，本人常用量为10g。

【经典配伍】桔梗配甘草，宣通肺气、清利咽喉。桔梗汤，用于咽痛：桔梗5g、甘草10g。

鱼腥草、薏苡仁配桔梗，清肺排脓。

白果

【性味归经】甘、苦、涩，平。归肺、肾经。

【功能主治】敛肺定喘、止带缩尿。用于痰多喘咳、带下白浊、遗尿尿频。

【用法用量】5~10g，本人常用量为10g。

罗汉果

【性味归经】甘，凉。归肺、大肠经。

【功能主治】清热润肺、利咽开音、润肠通便。用于肺热燥咳、咽痛失音、肠燥便秘。

【用法用量】3~15g，本人常用量为9g。

安神药

酸枣仁

【性味归经】甘、酸，平。归肝、胆、心经。

【功能主治】养心补肝、宁心安神、敛汗、生津。用于虚烦不眠、惊悸多梦、体虚多汗、津伤口渴。

【用法用量】10~15g，本人常用量为15g。

平肝息风药

牡蛎

【性味归经】咸，微寒。归肝、胆、肾经。

【功能主治】重镇安神、潜阳补阴、软坚散结。用于惊悸失眠、眩晕耳鸣、瘰疬痰核、癥瘕痞块。

【用法用量】9~30g。煅牡蛎收敛固涩、制酸止痛，用于自汗盗汗、遗精滑精、崩漏带下、胃痛吞酸。本人常用量为20g，先煎。

补虚药—补气药

山药

【性味归经】甘，平。归脾、肺、肾经。

【功能主治】补脾养胃、生津益肺、补肾涩精。用于脾虚食少、久泻不止、肺虚喘咳、肾虚遗精、带下、尿频、虚热消渴。

【用法用量】10~30g。麸炒山药补脾健胃，用于脾虚食少、泄泻便溏、白带过多。本人常用量为20g。

白扁豆

【性味归经】甘，微温。归脾、胃经。

【功能主治】健脾化湿、和中消暑。用于脾胃虚弱、食欲不振、大便溏泄、白带过多、暑湿吐泻、胸闷腹胀。

【用法用量】9~15g。炒白扁豆健脾化湿，用于脾虚泄泻、白带过多。本人常用量为 15g。

白扁豆花

【性味】甘，平。

【功能主治】消暑、化湿、和中。用于暑湿泄泻、痢疾。

【用法用量】4.5~10g，本人常用量为 10g。

【经典配伍】清络饮加减，用于暑温：荷叶 10g、金银花 10g、西瓜青 20g、白扁豆花 10g、淡竹叶 10g。

甘草

【性味归经】甘，平。归心、肺、脾、胃经。

【功能主治】补脾益气、清热解毒、祛痰止咳、缓急止痛、调和诸药。用于脾胃虚弱、倦怠乏力、心悸气短、咳嗽痰多、脘腹、四肢挛急疼痛、痈肿疮毒、缓解药物毒性和烈性。

【用法用量】2~10g，本人常用量为 3g。

【注意事项】不宜与海藻、京大戟、红大戟、甘遂、芫花同用。

【经典配伍】金银花，绿豆配甘草，用于食物、药物、农药中毒。

大枣

【性味归经】甘，温。归脾、胃、心经。

【功能主治】补中益气、养血安神。用于脾虚食少、乏力便溏、妇人脏躁。

【用法用量】6~15g，本人常用量为 10g。

蜂蜜

【性味归经】甘，平。归肺、脾、大肠经。

【功能主治】补中、润燥、止痛、解毒；外用生肌敛疮。用于脘腹虚痛、肺燥干咳、肠燥便秘、解乌头类药毒；外治疮疡不敛、水火烫伤。

【用法用量】15~30g。

补虚药—补血药

阿胶

【性味归经】甘，平。归肺、肝、肾经。

【功能主治】补血滋阴、润燥、止血。用于血虚萎黄、眩晕心悸、肌萎无力、心烦不眠、虚风内动、肺燥咳嗽、劳嗽咯血、吐血尿血、便血崩漏、妊娠胎漏。

【用法用量】3~9g，本人常用量为9g，烊化兑服。

龙眼肉

【性味归经】甘，温。归心、脾经。

【功能主治】补益心脾、养血安神。用于气血不足、心悸怔忡、健忘失眠、血虚萎黄。

【用法用量】9~15g，本人常用量为10g。

【经典配伍】归脾汤加减，用于心脾两虚：人参3g、西洋参2g、龙眼肉10g、陈皮6g、茯神10g、酸枣仁10g、甘草3g、大枣10g。

补虚药—补阴药

玉竹

【性味归经】甘，微寒。归肺、胃经。

【功能主治】养阴润燥、生津止渴。用于肺胃阴伤、燥热咳嗽、咽干口渴、内热消渴。

【用法用量】6~12g，本人常用量为10g。

【经典配伍】薄荷、淡豆豉配玉竹，滋阴解表。加减葳蕤汤加减，用于阴虚感冒：玉竹10g、淡豆豉10g、桔梗6g、薄荷6g、葱白3茎、藕节30g、大枣10g、甘草6g。

黄精

【性味归经】甘，平。归脾、肺、肾经。

【功能主治】补气养阴、健脾、润肺、益肾。用于脾胃气虚、体倦乏力、胃阴不足、口干食少、肺虚燥咳、劳嗽咯血、精血不足、腰膝酸软、须发早白、内热消渴。

【用法用量】9~15g，本人常用量为15g。

百合

【性味归经】甘，寒。归心、肺经。

【功能主治】养阴润肺、清心安神。用于阴虚燥咳、劳嗽咯血、虚烦惊悸、失眠多梦、精神恍惚。

【用法用量】6~12g，本人常用量为10g。

枸杞子

【性味归经】甘，平。归肝、肾经。

【功能主治】滋补肝肾、益精明目。用于虚劳精亏、腰膝酸痛、眩晕耳鸣、阳痿遗精、内热消渴、血虚萎黄、目昏不明。

【用法用量】6~12g，本人常用量为10g。

【经典配伍】菊花配枸杞子，补肝肾、明目。

桑葚

【性味归经】甘、酸，寒。归心、肝、肾经。

【功能主治】滋阴补血、生津润燥。用于肝肾阴虚、眩晕耳鸣、心悸失眠、须发早白、津伤口渴、内热消渴、肠燥便秘。

【用法用量】9~15g，本人常用量为10g。

黑芝麻

【性味归经】甘，平。归肝、肾、大肠经。

【功能主治】补肝肾、益精血、润肠燥。用于精血亏虚、头晕眼花、耳鸣耳聋、须发早白、病后脱发、肠燥便秘。

【用法用量】9~15g，本人常用量为10g。

【经典配伍】桑叶配黑芝麻，补肝肾、明目。

补虚药—补阳药

益智仁

【性味归经】辛，温。归脾、肾经。

【功能主治】温脾止泻摄唾。用于腹痛吐泻、食少多唾、遗精遗尿。

【用法用量】3~10g，本人常用量为10g。

收涩药

收涩是收敛固涩之意，收其耗散、固其滑脱，用于元气外泄、精气不固所致的自汗、盗汗、久泻、久痢、遗精、滑精、遗尿、尿频、久咳、虚喘、崩漏及带下不止等症。

乌梅

【性味归经】酸、涩，平。归肝、脾、肺、大肠经。

【功能主治】敛肺、涩肠、生津、安蛔。用于肺虚久咳、久泻久痢、虚热消渴、蛔厥呕吐腹痛。

【用法用量】6~12g，本人常用量为10g。

【经典配伍】特禀调体方加减，用于改善过敏体质：紫苏叶10g、白芷 6g、薄荷 6g、葛根 15g、金银花 10g、鱼腥草 15g、藿香10g、茯苓 10g、大枣 10g、阿胶 3g、百合 10g、乌梅 10g。

浮小麦

【性味归经】甘，凉。归心经。

【功能主治】除虚热、止汗。用于阴虚发热、盗汗、自汗。

【用法用量】15~30g，本人常用量为 30g。

【经典配伍】自拟补虚敛汗汤，用于体虚自汗、盗汗：人参3g、酸枣仁 15g、浮小麦 75g。

【说明】国家卫生健康委员会公布的三版《药食同源目录》上并无浮小麦一药，但目前所列诸药均无止汗之效。止汗药是收涩药中重要的一部分，故加一味浮小麦补足。小麦毋庸置疑是药食同源之品，可养心除烦，用于脏躁，配伍甘草、大枣即甘麦大枣汤。浮小麦是干瘪的小麦，将小麦置于水中，浮上来的就是浮小麦。我常感叹大自然的神奇，浮小麦作为粮食是失败的、是不成熟的，但失之东隅，收之桑榆，它却又具有小麦不具有的药效。还有一个药叫桃奴，是自然落下的、干瘪的桃，可以止痛、止汗，用于胃痛、疝痛、盗汗。

肉豆蔻

【性味归经】辛，温。归脾、胃、大肠经。

【功能主治】温中行气、涩肠止泻。用于脾胃虚寒、久泻不止、脘腹胀痛、食少呕吐。

【用法用量】3~10g，本人常用量为 6g。

莲子肉

【性味归经】甘、涩，平。归脾、肾、心经。

【功能主治】补脾止泻、止带、益肾涩精、养心安神。用于脾虚泄泻、带下、遗精、心悸失眠。

【用法用量】6~15g，本人常用量为10g。

莲子心

【性味归经】苦，寒。归心、肾经。

【功能主治】清心安神、交通心肾、涩精止血。用于热入心包、神昏谵语、心肾不交、失眠遗精、血热吐血。

【用法用量】2~5g，本人常用量为3g。

芡实

【性味归经】甘、涩，平。归脾、肾经。

【功能主治】益肾固精、补脾止泻、除湿止带。用于遗精滑精、遗尿尿频、脾虚久泻、白浊、带下。

【用法用量】9~15g，本人常用量为15g。

【经典配伍】鸡内金、莲子配芡实，固精。

覆盆子

【性味归经】甘、酸，温。归肝、肾、膀胱经。

【功能主治】益肾固精缩尿，养肝明目。用于遗精滑精、遗尿尿频、阳痿早泄、目暗昏花。

【用法用量】6~12g，本人常用量为10g。

本章内容多摘自《中华人民共和国药典》2015年版、1977年版。

附录 B：师友寄语

　　中医药是打开中华文明宝库的钥匙，确实，至今已流传数千年而且在当今世界仍然绽放光彩的唯一一种医学就是中医。中医理论博大精深，疗效独特，在中华民族繁衍生息的过程中发挥了巨大作用。然近百年来受西学东渐及多种社会因素影响，中医药的发展甚至生存遭受了前所未有的威胁。令人可喜的是，今天我们迎来了中医药发展天时地利人和的大好时机，十九大报告明确提出要"中西医并重"，2017 年《中华人民共和国中医药法》的颁布等，说明了党和政府对中医药发展给予了有史以来从来未有过的高度重视。屠呦呦成为首个获得诺贝尔生理学或医学奖的华人，给予我们中医药人以极大的鼓舞。然而，当今中医人才的培养却面临困境，虽然国家在各地设立中医药大学，但中医院校培养的本科生、硕士生甚至博士生在毕业后不会开中药方却成为一种普遍现象，原因之一是中医为一门经验医学，确实需要经验的积累。然而我认为更主要的原因是中医临床人才的培养脱离了自古以来的成才规律。古代名医成才无不源于三种：一为家传，二为拜师学艺，三为自学成才。

　　田耿与我因中医而结缘，虽然田耿所学专业与中医丝毫不沾边，但其对中医的热爱却远超正规中医院校的大学生，完全通过自己的自学，竟能掌握中医临证之奥妙，实为当今难得。最开始，当我见到田耿所开具处方，并得知其完全依靠自学后，感到甚为惊讶，认为其当之无愧为当今青年学习之榜样。

　　不为良相，当为良医。然医之一道，博大精深，又岂能易得哉？书中病案临证、用药有规有矩，从中得窥中医之妙，如田耿日后博采众家，拜得名师，得名师指点，定能医术精进，以活人之术济世救民，不负持有之才。医乃仁术，欲为良医，必具仁心。

田耿虽未入医学院校，然自学中医，友人尽得其助，并诊疗所得记录在案，编撰成书，以供读者，仁心具矣。

受田耿所托，希望我写些寄语，虽然本人才学疏浅，但该书内容、形式皆对人有所启发，实觉其确为人才，遂贸然执笔。顺祝田耿工作、生活一切顺利。

李玉峰　北京中医药大学东直门医院　主任医师
2018 年 10 月 26 日于上海中医药大学优才学习期间

中医学诞生在中国人民的生活经验中，并在几千年历史文化长河中占据了极其重要的位置。作者作为一名非从业者，能在工作之余，不辍攻读，难能可贵。作者既有此心，将中医学发扬光大，福荫众生，这是一件幸事，值得我们作为科班出身的医者学习。该书语言精练，详略得当，书中列举的数十种病症，或针或药，或引经据典，或取于各级医院专家，细细读来，别有一番意境。希望这本书能让更多的人喜欢上中医，知道如何更好地保护自己和身边的人。

李焕芹　北京中医医院 副主任医师

田耿同学是我在北京中医药大学讲《太极小六合针法的临床应用》时认识的，他聪明好学，虽然跟诊次数不多，但善于总结，悟性极高，对所见我治疗过的疾病都不断地深究探源，从中悟出每个卦位和穴位的治病机理。该生博采众长，将自己的总结与通悟著成此书，相信能给刚到临床中工作的同道以帮助，也相信该生假以时日一定会有建树。

马春晖　北京中医药大学 临床特聘专家
太极六合针法传承人

田耿同学与我有着相似的经历，均非中医学专业科班出身，尔后自学跟师而走上中医之道。我和田耿因中医结缘，常在一起交流，以研究中医而相互勉励，彼此受益多多。田耿天资聪慧，勤于思考，又有家学渊源，对中医颇有悟性，善取众家之长，融会经方时方，对经方原方原量的考证可谓用心，尤其对桂枝剂、柴胡剂的临床运用更有独到之处，应用于内、外、妇、儿各科杂病常有良效，众同道公认，其成长经历堪称当今青年中医之楷模。

本书朴实无华，不尚空论，从辨证到施治，从选方到用药，处处以临证实际为依据，不求其全但求其真。本书的出版，不仅展示了田耿同学的医案医论资料，更是其自学跟师习医过程的真实写照，体现了其严谨治学、孜孜不倦的至诚。余才疏学浅，每在遇有困惑之处向田耿请教，其必侃侃而谈，毫无保留，至今记忆犹新。是书付梓之前欣然命笔为文以表祝贺。

王怡然　中国中医科学院 中医师
2019 年 5 月

跋

我是 2015 年初认识田耿的，彼时我们还不是同事，经常看到他发一些和中医有关的动态，我很是好奇，后来熟识了，才知道田耿的爱好是文学和医学，并且会花很多时间进行相关的阅读和学习。

我是做文字工作出身的，现在除了艺人经纪以外，还有一些影视制作方面的工作，所以深知不断阅读、不断学习、不断充实自己的重要性。田耿在影视文学方面的鉴赏和创作能力是毋庸置疑的，而工作之余，将中医学作为自己的爱好，刻苦钻研，学以致用，更属可贵。

所谓"功不枉苦"，只要功夫用到了，必会有不凡的艺业。金元时期，中医学的发展进入了一个新的阶段，此后的几百年间，中医界人才辈出、门派林立，其中最有名的莫过于河间派刘完素、攻邪派张从正、补土派李东垣、滋阴派朱丹溪。四大宗师之中只有张从正是幼承庭训，其他三位则都是弱冠以后才始入杏林。世间学问皆是如此，只要肯静心钻研，什么时候都未为晚矣。

现实中，很多人都会感叹找到一个好中医太难了。毛主席说："医道中西，各有所长。中言气脉，西言实验。然言气脉者，理太微妙，常人难识，故常失之虚。言实验者，专求质而气则离矣，故常失其本。"中华医道，微妙玄远，而今人能得此中三昧者可谓少之又少。

窃以为，中医中药当下的困境有三：一是部分西医滥用中药。西医有中成药的处方权，但大部分西医仅学过最基础的中医知识，不足以支撑其辨证用药。有文章称，综合医院发出的药品中中成药的比例为 25%，其中由西医开具的约占 70%。由北京市中医管理局和北京市中医药学会发布的调查显示，以上西医开具中成药的情况中，存在不合理处的高达43%。

二是部分医生诊疗时间过短。或许是由于资源分配不均的原因，三甲医院的医生平均3分钟要看完一个病人，其中包括问诊、记录、开检查、看报告和开药。时间紧迫，难保不会遗漏重要信息。田曾言，举凡难治之症，必寒热错杂、虚实夹杂，所见之象多为假象。若要拨云见日，须慎言、多思、细察，方可于"幽暗昏惑而无物以相之"处找到"遁去的一"。我不懂医，但每次听田耿讲医，无不感觉层次清晰、条理分明。

三是部分中医思维西化。以前学医是师徒制，学有所成才能出师，现在是到期考试，考过了就行，这就造成了很多医学生只会考试、不会治病。因为本事不到家，所以必须借助西医的仪器和药物才能交差。习惯了西医的"快捷"，就很难静下心来回归中医了。

此外，一些虚假广告和所谓的大师把中医抬到一个很高的位置。我个人认为，中医是一门科学，蕴含着哲学，绝非是玄学。神化中医和中医师，盲目地给患者希望，当希望幻灭时，神龛会被砸得稀烂。

未必只有医生才配拥有高明的医学知识。梁冠华老师主演的《神探狄仁杰》里，狄仁杰常被称作国手，历史上狄仁杰确实曾随药王孙思邈学医三年，相信这一经历为他日后断案、执政提供了不少助益。希望田耿在学习中医的过程中，修身养性、惠己及人，并博闻广识，为今后的工作涨知识、拓思路。

知名经纪人、制片人

郝晓楠